Satvika V
Shekhar K
Ravichandra C

Materiais e restaurações biomiméticos

Satvika V
Shekhar K
Ravichandra C

Materiais e restaurações biomiméticos

ScienciaScripts

Imprint
Any brand names and product names mentioned in this book are subject to trademark, brand or patent protection and are trademarks or registered trademarks of their respective holders. The use of brand names, product names, common names, trade names, product descriptions etc. even without a particular marking in this work is in no way to be construed to mean that such names may be regarded as unrestricted in respect of trademark and brand protection legislation and could thus be used by anyone.

Cover image: www.ingimage.com

This book is a translation from the original published under ISBN 978-620-8-01076-8.

Publisher:
Sciencia Scripts
is a trademark of
Dodo Books Indian Ocean Ltd. and OmniScriptum S.R.L publishing group

120 High Road, East Finchley, London, N2 9ED, United Kingdom
Str. Armeneasca 28/1, office 1, Chisinau MD-2012, Republic of Moldova, Europe
Printed at: see last page
ISBN: 978-620-8-34323-1

Índice

INTRODUÇÃO: 2

DEFINIÇÃO: 4

HISTÓRIA 5

BIOMIMÉTICA EM MEDICINA DENTÁRIA: 6

BIOMIMÉTICA EM ODONTOLOGIA RESTAURADORA: 7

BIOMIMÉTICA NA REGENERAÇÃO: 22

Homing celular: 33

PROTOCOLOS BIOMIMÉTICOS DE RESTAURAÇÃO: 39

SELAGEM IMEDIATA DA DENTINA (IDS): 50

CONCEITO DE VEDAÇÃO PERIFÉRICA: 61

OBJECTIVOS DE TRATAMENTO PARA LESÕES DE CÁRIE PROFUNDAS 70

Conclusão: 74

Referências: 75

INTRODUÇÃO:

A abordagem dentária biomimética melhora as estruturas dentárias remanescentes, evitando, sempre que possível, tratamentos de restauração destrutivos, tais como coroas, terapias endodônticas e potenciais extracções dentárias.[1]

A biomimética descreve uma nova ciência que estuda as melhores ideias da natureza e imita essas concepções e processos para fornecer soluções inovadoras e sustentáveis para a indústria e o desenvolvimento da investigação. Imita, como se consultasse o génio da vida como natureza para criar novos produtos, processos e políticas para criar novas formas de vida bem adaptadas à Terra. É uma era que se baseia não no que podemos extrair da natureza, mas no que podemos aprender com a natureza . [2]

O verdadeiro conceito de "biomimética ou biomimética" consiste em desenvolver o design criado pelo homem inspirando-se na natureza[3] . A biomimética é uma palavra grega (bios, que significa vida, e mimesis, que significa imitar), concebida como um fenómeno biológico total ou parcialmente induzido [4] . Nos domínios médico, dentário, biotecnológico e farmacêutico, o insucesso dos materiais convencionais deve-se à falta de capacidade de estes materiais seguirem uma via celular para se adaptarem aos sistemas biológicos .[5]

Na década de 1950, Otto Schmitt, um engenheiro biomédico, introduziu o termo "biomimético "[6,7] . A palavra grega "bio" significa vida, e "mimético" está relacionado com a simulação ou espelhamento da natureza. Para além da biomimética, o objetivo era produzir materiais e procedimentos biológicos que imitassem a natureza[6,8] . A acumulação de iões inorgânicos com moléculas de proteínas orgânicas é o conceito básico das novas abordagens biomiméticas . [9,10]

Por conseguinte, as abordagens biomiméticas envolveram as áreas multi-translacionais da bioengenharia, biologia, química e ciências dos materiais. Além disso, no fabrico de vários materiais biomiméticos, a nanotecnologia desempenha um papel importante[7,9] . Clinicamente, a biomimética refere-se à imitação das fisionomias de um dente natural, à reparação da dentição afetada através de procedimentos e materiais biomiméticos[9,11] . Por exemplo, para melhorar a osseointegração de implantes dentários, foram investigados e implementados revestimentos biomiméticos de fosfato de cálcio (CaP) e hidroxiapatite (HA)[12,13] . Do mesmo modo, o processo biomimético é aplicado em materiais adesivos-restauradores que demonstraram uma estética que imita os dentes naturais e a morfologia dentária.

Durante as últimas décadas, a abordagem de restauração tem evoluído de forma constante, progredindo da retenção mecânica para a adesão avançada. Os materiais de resina composta e a medicina dentária adesiva tornaram-se ferramentas valiosas neste contexto. Os princípios da medicina dentária biomimética impõem a introdução de materiais de restauração compostos avançados na prática clínica, que devem estar alinhados com a natureza e integridade dos tecidos dentários . [14,15]

A regeneração dos tecidos orais demonstrou resultados promissores nas abordagens de engenharia de tecidos[16-18] . Além disso, vários procedimentos endodônticos, incluindo a formação de uma barreira dentinária através do capeamento da polpa, a formação de raízes durante a apexogénese ou a apexificação, a cicatrização apical através de obturações da extremidade da raiz e a regeneração da polpa através de estratégias de acolhimento de células[19,20] , envolvem abordagens biomiméticas em endodontologia.

DEFINIÇÃO:

A medicina dentária biomimética é definida como *a ciência, os princípios e as técnicas da medicina dentária adesiva avançada, respeitando a filosofia de que para restaurar suficientemente os dentes é necessário "imitar a vida" e compreender o dente natural na sua totalidade*.[21]

Em particular, a medicina dentária biomimética promove os méritos da medicina dentária conservadora que visa a longevidade da dentição natural.

A biomimética é o estudo da formação, estrutura ou função de substâncias e materiais produzidos biologicamente e de mecanismos e processos biológicos, especialmente com o objetivo de sintetizar produtos semelhantes através de mecanismos artificiais que imitam os naturais. É também conhecida como biónica ou biognose ou engenharia da criatividade biónica[2].

HISTÓRIA :

Durante a década de 1950, o biofísico e polímata americano Otto Schmitt desenvolveu o conceito de "biomimética", desencadeado pelo estudo dos nervos das lulas, tentando conceber um dispositivo que reproduzisse o sistema biológico de propagação dos nervos. Schmitt continuou a concentrar-se em dispositivos que imitassem sistemas naturais e, em 1957, apercebeu-se da existência de uma visão contrária à visão padrão da biofísica da altura, a que chamou biomimética .[22]

Em 1960, Jack E. Steele cunhou um termo semelhante, biónica. Steele definiu a biónica como "a ciência dos sistemas que têm alguma função copiada da natureza, ou que representam caraterísticas de sistemas naturais ou seus análogos.

Schmitt utilizou o termo -biomimético - no título de um dos seus artigos e, em 1974, o termo tinha sido incluído no Dicionário Webster. A biomimética foi popularizada pela cientista e autora Janine Benyus no seu livro de 1997 *Biomimicry: Innovation Inspired by Nature* .[22,23]

BIOMIMÉTICA EM MEDICINA DENTÁRIA:

Na medicina dentária, o conceito de Material Biomimético é uma palavra cada vez mais aplicável, especialmente na medicina dentária de restauração. O termo biomimético sugere a reprodução de um ou mais fenómenos naturais dentro de uma situação biológica para produzir um material biocompatível .[24,25]

Material biomimético: Pode devolver a função plena a todos os tecidos dentários preparados através de uma ligação de tecido duro que permite que as tensões funcionais passem através do dente, permitindo que toda a coroa atinja os resultados biológicos e estéticos funcionais finais. Um material biomimético deve corresponder à parte substituída do dente pelo seu módulo de elasticidade e função .[26-28]

Biomimetics in Restorative Dentistry

1.1 Restorative treatment approaches

a. Conventional extensive approach

b. Biomimetic conservative approach

1.2 Biomimetic restorative materials

a. Glass ionomer

b. Composite resin

c. Ceramics

2. Biomimetic in Regenerative Dentistry

2.1 Dentin Remineralization

Crystallite growth approach

Bottom-up approach

2.1.1 Bioactive materials

a. Bio glass

b. CPP-ACP

c. Fluoride compounds

d. Zinc particles

e. GIC

2.1.2 Non-collagenous proteins analogues

a. Polydopamine

b. Polyelectrolytes

c. PAMAM

d. STMP

2.2 Dentin Pulp Complex Regeneration

Conventional vital and non-vital treatments

Biomimetic regenerative and cell homing approaches

2.2.1 Bioactive materials

a. CaoH2

b. MTA

c. Bio dentine

d. EMD

2.2.2 Cell homing strategies

a. Platelet concentrates

b. BMPs

c. HA and derivatives

d. Collagen

BIOMIMÉTICA EM DENTISTERIA DE RESTAURAÇÃO:

Abordagens de tratamento restaurativo:

O principal objetivo da dentisteria restauradora biomimética é fazer com que os tecidos duros (esmalte, dentina, cemento) atinjam a sua função plena através de um material restaurador que possa imitar ou restaurar a biomecânica do dente natural. Isto permite que o dente funcione como uma unidade contra forças funcionais e proporciona uma biologia e estética quase normais.

a. Na abordagem convencional de extensão para prevenção, não só a estrutura dentária doente mas também a estrutura dentária sã são removidas e substituídas por materiais rígidos e não reactivos. Este plano de tratamento enfraquece normalmente a estrutura dentária remanescente e produz uma restauração com uma vida útil curta.

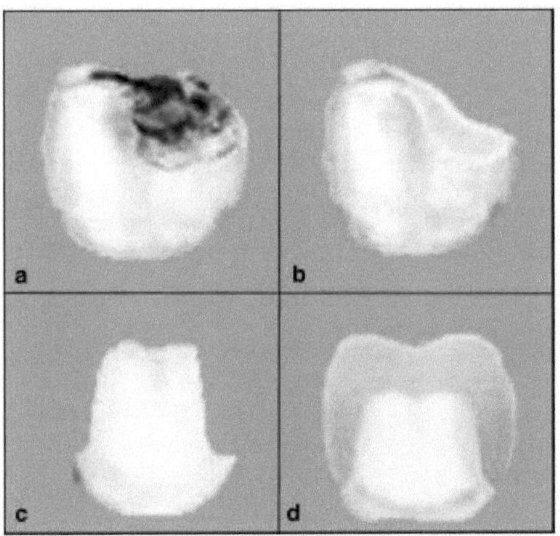

a Decayed tooth, **b** the decay is completely removed, **c** more tooth structure is removed to allow space for the placement of rigid restoration, **d** restoration is placed over the weakened tooth structure

b. Na abordagem biomimética, foi adotado o conceito de que menos ou nenhuma dentisteria é a melhor dentisteria. É conservadora e centra-se apenas na restauração dos dentes e na simulação da dentição natural, tanto quanto possível. Os protocolos restauradores biomiméticos visam alcançar estes resultados através de protocolos de redução de stress e protocolos de maximização da ligação. As cáries e outras lesões são cuidadosamente reparadas utilizando materiais e adesivos avançados para que o dente mantenha as suas propriedades naturais inerentes.

Materiais bio-interactivos:

O material bio-interativo é aquele que provoca uma resposta específica através da libertação de iões biologicamente relevantes.[29]

Materiais bioactivos:

"Um material bioativo é um material que provoca uma resposta biológica específica na interface do material que resulta na formação de uma ligação entre os tecidos e o material"[30] .

Remineralizadores biomiméticos:

FLUORÍDEOS:

Aumenta a resistência do esmalte ao ataque ácido e melhora o processo normal de remineralização, mas não consegue penetrar no corpo subsuperficial da lesão.

CPP-ACP:

A caseína é a fosfoproteína predominante no leite bovino. O fosfopeptídeo de caseína estabiliza o fosfato de cálcio em nanocomplexos em solução como fosfato de cálcio amorfo. Promove a remineralização em todo o corpo da lesão. A tecnologia CPP-ACP foi desenvolvida comercialmente e está disponível em pastilhas elásticas sem açúcar (Recaldent) e em Tooth Mousse[31].

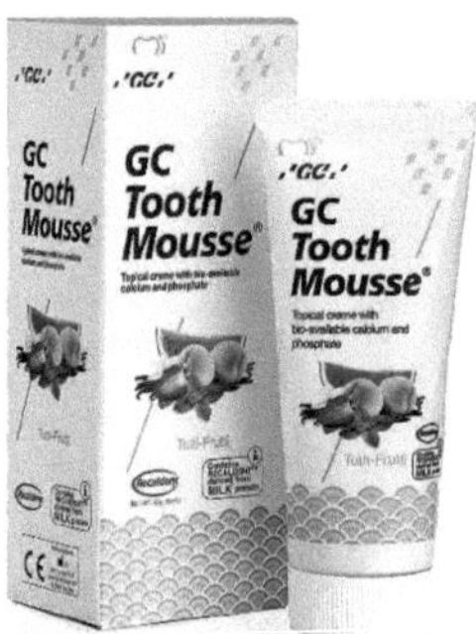

Dentina desmineralizada: A matriz óssea desmineralizada induz a condrogénese e a osteogénese quando entra em contacto com células mesenquimais.

Cimentos **à base de fosfato de cálcio**:

Hidroxiapatite:

A hidroxiapatite pode ser utilizada na forma bruta ou como revestimento de muitos biomateriais[32-34]. As suas caraterísticas de biocompatibilidade, osteo-condução e osseointegração são bem conhecidas. Devido às suas caraterísticas positivas, este material tem permanecido o material de eleição nos domínios da medicina dentária e da medicina durante muito tempo. [35-37]

A composição da hidroxiapatite sintética é idêntica à da parte calcificada dos dentes e do osso[38]; por conseguinte, este material é frequentemente utilizado em aplicações dentárias e médicas[39]. Apesar das propriedades bioactivas e osteocondutoras favoráveis[40], a resistência mecânica e a tenacidade inferiores da hidroxiapatite impedem as suas aplicações em áreas de maior carga mastigatória[41].

A hidroxiapatite tem sido utilizada em vários estudos clínicos e em animais com grande sucesso no tratamento de perfurações, capeamento pulpar e defeitos periapicais[42-45]. Jean et al[42]. observaram um maior grau de mineralização com a hidroxiapatite de fosfato tricálcico em comparação com o hidróxido de cálcio. Os medicamentos intracanais à base de hidróxido de cálcio também são considerados na endodontia regenerativa[46], mas são responsáveis por fracturas radiculares. A combinação de hidróxido de cálcio e hidroxiapatite foi sugerida para a regeneração e reparação de tecidos dentários duros. Além disso, a hidroxiapatite substituída por Zn revelou uma maior bioatividade, o que torna o zinco benéfico para aplicações terapêuticas na regeneração de tecidos duros[47].

Vidro bioativo:

Introduzido por Hench et al., também conhecido como Novamin, que contém vidro de silicato de cálcio e alumínio-fósforo. Liga-se quimicamente a materiais ósseos e promove a osteoindução. Mohn et al. misturaram partículas de BAG com 50% de óxido de bismuto e utilizaram-no como material de obturação de canais radiculares. O BAG tem um efeito antibacteriano direta e indiretamente relacionado com o pH.[48]

Desde a introdução do vidro bioativo (BG) por Larry L. Hench, este ganhou grande aceitação nos campos da medicina e da medicina dentária[49]. O vidro bioativo tem uma estrutura não cristalina e apresenta uma bioatividade relativamente melhor, em comparação com outros tipos de biocerâmicas com uma estrutura cristalina. A BG é predominantemente constituída por CaO, SiO2 e Na2O, e tem a capacidade de proliferar, diferenciar e mineralizar as células da polpa dentária humana[50-52]. A BG tem sido utilizada habitualmente para reparar defeitos periodontais e ósseos. Após a sua colocação nos defeitos, conduz a diferentes reacções biológicas que, em última análise, causam a remodelação e transformação da matriz viva e substituem-na por tecidos ósseos frescos. [53,54]

O selante de canais radiculares à base de BG, nomeadamente o GuttaFlow Bioseal (GFB), foi disponibilizado aos clínicos pela (Coltène/Waldent AG, Altstätten, Suíça). Apresenta baixa porosidade, biocompatibilidade e penetrabilidade na dentina. O outro selante, nomeadamente o Nishika Canal Sealer BG (CS-BG), que é baseado em BG, também demonstrou capacidade de selamento, biocompatibilidade e melhores propriedades quimio-físicas. Ambos os selantes estão a ganhar reconhecimento entre os endodontistas para a gestão de vários problemas endodônticos[55-57]. Num estudo in-vitro, as partículas de BG revelaram uma maior concentração de nódulos mineralizados[58]. Noutro estudo, a BG ajudou a criar uma barreira de dentina densa comparável ao MTA. [59]

O tratamento do canal radicular é considerado quando os microrganismos penetram na polpa. Um material de obturação radicular dimensionalmente estável e forte é essencial para a obtenção de um selamento coronal apertado e para a prevenção da contaminação bacteriana[60,61]. Para cumprir estes requisitos, os BGs foram combinados com materiais de preenchimento radicular à base de polímeros, como o Resilon[62]. Foi comercializada a Bio-guta, que é basicamente a combinação de guta-percha convencional (GP) e BG, e não requer quaisquer selantes durante a obturação[63]. A bio-guta tem um elevado grau de biocompatibilidade[64] e permite o desenvolvimento de fosfato de cálcio, que por sua vez precipita na superfície do material em condições de humidade e proporciona um selamento estanque[65]. Num estudo in-vitro, a BG foi combinada com até 30 wt.% de poliisopreno (PI) e policaprolactona (PCL) separadamente, de modo a ajudar no desenvolvimento de materiais obturativos de canais radiculares com uma maior caraterística de selagem. Além disso, os investigadores compararam estes grupos experimentais com o GP e o Resilon como grupos de controlo e observaram uma melhor capacidade de selamento com o primeiro[66].

AMELOGENINA BIOMIMÉTICA (Emdogain):

A matriz do esmalte é composta por uma série de proteínas, como a amelogenina, a amelina, a enamelina, a proteína do tufo e as proteases. Elas são secretadas pela bainha epitelial de Hertwig. Induz a formação de dentina, influencia a função celular da célula pulpar, previne a anquilose, estimula a formação do ligamento periodontal e do cemento. Quando a ferida da polpa é exposta ao EMD, forma-se uma quantidade substancial de tecido semelhante à dentina reparadora, semelhante à cicatrização de feridas.[2]

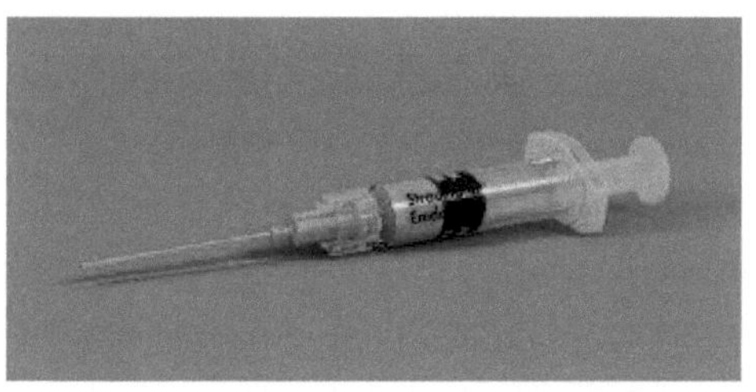

Amelogenina biomimética

Hidróxido de cálcio:

O hidróxido de cálcio foi utilizado como material padrão para manter a vitalidade da polpa, uma vez que é capaz de estimular a formação de dentina terciária. No entanto, tem algumas desvantagens como a fraca ligação à dentina e a reabsorção .[67]

O hidróxido de cálcio Ca (OH)2 foi introduzido pela primeira vez em 1920 por Herman como agente de capeamento pulpar. Desde então, tem sido amplamente utilizado no campo da endodontia. É um composto sólido com um pH elevado (>11) e pode dissociar-se em iões Ca e OH. Estes iões são responsáveis pelas propriedades terapêuticas sobre os tecidos e bactérias, permitindo-lhe atuar como agente antibacteriano, anti-inflamatório e remineralizante[68]. Devido ao seu pH alcalino, o Ca (OH)2 possui propriedades antibacterianas. Afecta letalmente as células bacterianas danificando a membrana citoplasmática, desnaturando proteínas ou danificando o ADN. Tem uma vasta gama de atividade antimicrobiana, mas tem uma eficácia limitada contra E. Faecalis e C. Albicans. O Ca (OH)2 também inativa a endotoxina, que inicia a inflamação e a reabsorção. Além disso, o pH alcalino neutraliza o ácido dos osteoclastos, ativa a fosfatase alcalina e a disponibilidade de iões Ca, que desempenham um papel vital na formação de tecido duro e na inibição da atividade de reabsorção. No entanto, a colocação de Ca (OH)2 a longo prazo pode enfraquecer a dentina radicular e até levar à fratura da raiz cervical[69].

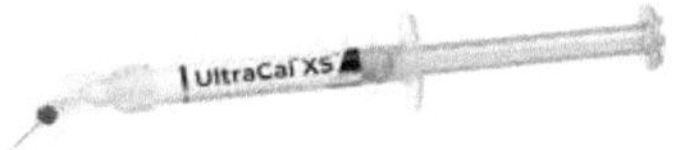

No que diz respeito à endodontia regenerativa, a desinfeção do canal radicular com Ca (OH)2 promove a proliferação de células estaminais da papila apical (SCAP) e aumenta a libertação de factores de crescimento da dentina[70,71] . Um estudo in vitro concluiu que o Ca (OH)2 numa concentração de 1 mg/mL no meio de cultura promove a sobrevivência e a proliferação de SCAPs. Foram desenvolvidas microcápsulas de libertação controlada de hidróxido de cálcio à base de poliláctico e etilcelulose para melhorar o seu desempenho biológico. Estes sistemas asseguram a libertação lenta e sustentada de cálcio e hidróxido durante um período prolongado. A barreira calcificada formada pelo Ca (OH)2 é permeável e fraca, e as múltiplas inclusões de tecidos moles criam defeitos de túnel. A elevada capacidade de dissolução desintegra o material ao longo do tempo, deixando espaços vazios que podem ser a via potencial para a infiltração bacteriana. O pH altamente alcalino também reduz a resistência à fratura da dentina e impede a sua aplicação durante um período de tempo prolongado[72].

Sulfato de cálcio:

O sulfato de cálcio, um mineral natural, tem sido amplamente utilizado em ortopedia e medicina dentária para reparar defeitos ósseos. É biocompatível, bioreabsorvível e osteocondutor. Sofre uma reabsorção completa e rápida sem provocar qualquer resposta inflamatória dos tecidos[73] . Geralmente, encontra-se em três formas distintas: CS dihidratado, CS hemihidratado e CS anidrito. Em medicina dentária, utiliza-se a forma hemihidratada que, após mistura com água, endurece numa ligeira reação exotérmica. O sulfato de cálcio favorece a formação de osso através da dissolução. A rápida reabsorção resulta numa estrutura porosa que serve de suporte para o crescimento ósseo. A dissolução provoca a libertação de iões de cálcio que estimulam os osteoblastos e inibem a ação dos osteoclastos . [74]

Chen et al.[75] utilizaram o SC para reparar defeitos ósseos de grandes dimensões em tíbias de cães, tendo a área tratada apresentado formação de osso novo sem reação de corpo estranho. Peltier e Jones[76] também obtiveram os mesmos resultados quando o utilizaram em doentes para preencher cavidades ósseas formadas pela remoção do quisto ósseo unicameral. Yoshikawa et al.[77] obtiveram resultados favoráveis quando o SC foi utilizado para tratar defeitos ósseos formados após apicectomia em cães beagle. Pecora et al.[78] também utilizaram com sucesso o sulfato de cálcio como enxerto ósseo no tratamento cirúrgico de lesões peri-radiculares. Estudos in vivo provaram que o sulfato de cálcio pode induzir a formação de osso novo quando colocado em defeitos ósseos. No entanto, carece de osteoindução e as proteínas presentes no sangue e nos fluidos tecidulares prolongam o seu tempo de presa. A rápida reabsorção por vezes dificulta a sua utilização em defeitos ósseos de grandes dimensões, limitando assim a sua utilização em endodontia. Para ultrapassar estes constrangimentos, estão também disponíveis o sulfato de cálcio bifásico e os compósitos de sulfato de cálcio com outros biomateriais.

Agregado de trióxido mineral:

Torabinejad desenvolveu o MTA em 1993 na Universidade de Loma Linda, que é composto por cimento Portland purificado (75%), óxido de bismuto (20%) e gesso (5%)[79] . É utilizado para reparar todos os defeitos dentários. É biocompatível e ajuda na fixação do ligamento periodontal, no crescimento do cemento e na formação da ponte dentinária.

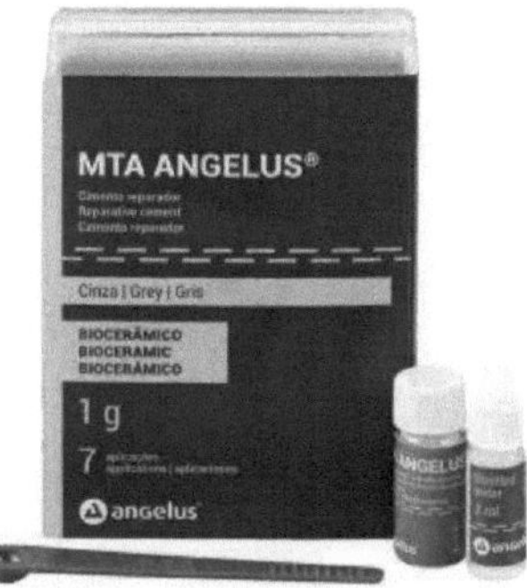

O silicato tricálcico, o silicato dicálcico e o aluminato tricálcico são os principais componentes do cimento Portland. Pode endurecer na presença de humidade, que é omnipresente na cavidade oral. O MTA é misturado com água ou soro fisiológico, formando um gel de silicato de cálcio-hidratado e hidróxido de cálcio. O pH do material endurecido é de 12,5, o que é comparável ao do hidróxido de cálcio[80] . Foi desenvolvido principalmente para a obturação de extremidades radiculares e reparação de perfurações, mas o seu imenso sucesso clínico alargou a sua aplicação a vários procedimentos endodônticos.

As propriedades que favorecem a sua aplicação em procedimentos endodônticos são: elevada biocompatibilidade, bioatividade, excelente capacidade de selamento, baixa solubilidade e hidrofilicidade[81] . O MTA liberta iões de cálcio em contacto com os tecidos humanos e promove a proliferação de osteoblastos. Provoca a produção de citocinas pelos osteoblastos, o que favorece a migração e a diferenciação das células formadoras de tecido ósseo, indicando o seu potencial de remineralização. O MTA favorece a formação de dentina reparadora, que é rápida e mais espessa, com boa integridade estrutural, e um grau mais ligeiro de inflamação pulpar, mantendo a integridade da polpa. Um estudo in vivo revelou que os dentes cobertos com MTA resultaram numa maior expressão de sialoproteínas da dentina do que o Ca (OH)2 .[82]

Hilton et al[83] . publicaram um estudo sobre a diferença clínica e radiográfica entre o MTA e o Ca (OH)2 e concluíram que o MTA tinha uma taxa de insucesso inferior. Além disso, o pH alcalino cria um ambiente antibacteriano. O MTA pode ativar cementoblastos para a formação e regeneração do cemento. O MTA é utilizado como barreira coronal no passo final do procedimento endodôntico regenerativo. Wattanapakkavong e Srisuwan[84] avaliaram o efeito do MTA no fator de crescimento transformador beta 1 (TGF-b1) libertado do canal radicular-dentina e na diferenciação e mineralização das células apicais humanas (APC) após a sua colocação como barreira coronal em REPs. Verificaram que pode causar um aumento na libertação de TGF-b1 e na mineralização da APC. Gandolfi et al. e Torreira et al[85,86] . investigaram a resposta óssea após a implantação do MTA na cavidade óssea e verificaram que este pode induzir regeneração óssea e potencial osteoindutor. Estes estudos suportam a possibilidade de expandir o uso clínico do MTA como material reparador ósseo. O MTA também possui caraterísticas negativas, como o longo tempo de presa (2 h 45 min), a consistência arenosa (caraterísticas de manuseamento pobres), a fraca dispersão, a elevada porosidade, a baixa resistência à compressão, a coloração dos dentes e o elevado custo .[87]

Biodentine:

O Biodentine foi introduzido em 2009 como um material de substituição de dentina. É formulado utilizando tecnologia baseada no MTA para melhorar as propriedades físicas, de presa e de manuseamento, proporcionando simultaneamente a mesma gama de aplicações clínicas do MTA[88] . É um cimento à base de tricalciumsilicato, com dois componentes adicionais no líquido: cloreto de cálcio como acelerador de presa e polímero hidrossolúvel como agente redutor de água. A presa ocorre em cerca de 12 minutos. O material endurecido contém iões de Ca, OH e silicato, responsáveis pelas suas propriedades antibacterianas e regenerativas. A adesão micromecânica dos cristais de biodentina à dentina subjacente proporciona propriedades mecânicas favoráveis. Wattanapakkavong e Srisuwan[84] demonstraram que a BD tem um melhor potencial de mineralização do que o MTA, uma vez que pode libertar uma maior concentração de TGF-b1 da dentina. Luo et al[89] . verificaram que a biodentina aumenta a proliferação, migração e adesão das células estaminais da polpa dentária humana, promovendo a remineralização. Chang et al[90] . verificaram que a biodentina pode induzir a diferenciação odontoblástica das células do tronco pulpar dentário humano obtidas de terceiros molares impactados. Investigações anteriores também expressaram que a BD fornece mais iões de cálcio do que o MTA.

Grech et al[91] . mostraram que a biodentina tem a maior resistência à compressão em comparação com outros cimentos devido à sua baixa relação água/pó. O material de presa também tem menor porosidade devido ao baixo teor de água. A biodentina possui a menor solubilidade, capacidade de selagem superior, ação antimicrobiana e biocompatibilidade adequada.

O Biodentine foi utilizado num ensaio clínico aleatório (RCT) como agente de pulpotomia em 41 molares primários e registou 100% de sucesso clínico e 94,9% de sucesso radiográfico após 12

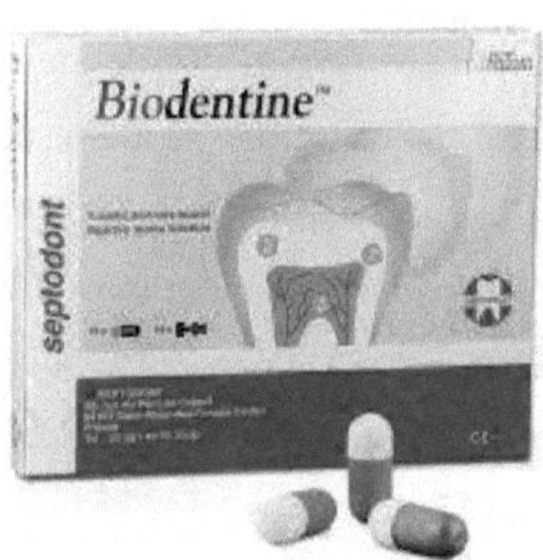

meses[92] . Outro RCT utilizou a biodentina em 25 molares primários e registou 95,2% de sucesso clínico e 94,4% de sucesso radiográfico após 18 meses[93] . A biodentina tambØm pode ser usada como um material de barreira na endodontia regenerativa. Topçuo˘glu e Topçuo˘glu[94] relataram casos clínicos em que a biodentina foi usada com sucesso como barreira no tratamento de dentes mandibulares necróticos e imaturos. A biodentina superou a limitação associada ao MTA.

No entanto, devido à falta de estudos observacionais a longo prazo, é difícil deduzir claramente qual o material superior entre o MTA e a biodentina, mas podemos concluir que os factores económicos, a facilidade de manipulação e o tempo de presa rápido favorecem a biodentina.

Cimento de aluminato de cálcio:

O cimento aluminato de cálcio foi criado na Universidade Federal de São Carlos, Brasil. É composto principalmente por aluminato de cálcio e dialuminato de cálcio, que é responsável pela sua reação de endurecimento hidráulico. Ao ser misturado com água, forma hidrato de aluminato de cálcio e hidróxido de alumínio. A decomposição posterior do hidrato de aluminato de cálcio liberta iões Ca e OH a um ritmo mais lento, produzindo um meio alcalino e proporcionando propriedades terapêuticas . [95]

Pandolfelli et al. e Jacobovitz et al.[87,96] demonstraram que o cimento de aluminato de cálcio apresenta propriedades biológicas e antimicrobianas adequadas. Garcia et al.[97] avaliaram as propriedades mecânicas do cimento e verificaram que este possui maior resistência à compressão, resistência à tração diametral e valor de microdureza do que o MTA. Oliveira et al.[98] avaliaram as propriedades físicas, químicas e mecânicas do cimento com a incorporação de diferentes aditivos, ou seja, dispersante, plastificante e radiopacificador. Verificaram que a adição destes componentes resultou num cimento que endurece mais rapidamente, tem melhores caraterísticas de fluidez e manuseamento, melhor resistência mecânica e menor porosidade do que o MTA. O bicarbonato de lítio também reduziu o tempo de presa de 60 minutos para 10 minutos.

Larissa et al.[99] investigaram o efeito do cimento de aluminato de cálcio e do MTA nas células osteogénicas e concluíram que ambos apoiavam a adesão, o espalhamento e a proliferação das células osteogénicas, mas as culturas expostas ao CAC apresentaram valores significativamente mais elevados. Lucas et al.[100] avaliaram e compararam a reparação de defeitos ósseos preenchidos com cimento de aluminato de cálcio, MTA e hidróxido de cálcio. Foi um estudo in vivo, e o resultado mostrou que o MTA e o cimento de aluminato de cálcio resultaram na reparação completa de defeitos ósseos criados em tíbias de ratos.

Theracal:

O Theracal é um novo biomaterial à base de silicato de cálcio modificado por resina fotopolimerizável que contém 45% de mineral (cimento Portland), 10% de agente radiopaco, 5% de agente espessante e 45% de resina[101]. Foi especialmente concebido para procedimentos de capeamento pulpar direto/indireto, combinando as excelentes propriedades biológicas dos silicatos de cálcio, caraterísticas de manuseamento superiores e propriedades de presa da resina. Liberta iões de cálcio que favorecem a formação da camada de apatite e de tecidos mineralizados. As libertações de Ca estão na gama de concentrações que exercem um potencial efeito estimulante na polpa dentária e nos odontoblastos. Tem a capacidade de alcalinizar o ambiente circundante até aproximadamente ph. 10-11 e tem menor solubilidade do que o MTA e o Dycal. Pode ser curado até uma profundidade de 1,7 mm. A fixação por comando facilita a colocação da restauração final sem atrasos. Estes atributos são de grande ajuda no procedimento de capeamento pulpar.

Lee et al.[102] avaliaram as respostas pulpares ao TheraCal em casos de pulpotomia parcial de cães e descobriram que este produzia uma inflamação pulpar extensa. Hebling et al.[103] também determinaram os efeitos citotóxicos dos cimentos fotopolimerizáveis à base de resina nas células pulpares e relataram que todos eram tóxicos para as células odontoblásticas cultivadas. Jeanneau et al.[104] mostraram o resultado da adição de resina aos silicatos de cálcio, avaliando a relação do Theracal e do Biodentine com a polpa, e verificaram que o Theracal é tóxico para os fibroblastos da polpa, produz uma reação inflamatória mais elevada e tem uma bioatividade inferior à do

Biodentine. Bakhtiar et al. compararam o uso de TheraCal, MTA e Biodentine para pulpotomia parcial de terceiros molares humanos, e os resultados mostraram que o TheraCal resultou em desorganização pulpar e descontinuidade da ponte dentinária. Jeanneau et al. e Bakhtiar et al.[105], com base no seu estudo, recomendaram a não utilização do TheraCal para casos de capeamento pulpar direto e pulpotomia , e consideraram o MTA e o Biodentine como as escolhas mais fiáveis de material. No entanto, o TheraCal também foi relatado com sucesso em estudos a curto prazo. Um estudo in vivo de dois anos mostrou que o TheraCal teve uma taxa de sucesso de 93.3% para o capeamento direto da polpa, comparado com o GIC e sistemas adesivos antibacterianos[106]. Um estudo in-vitro estimou a adaptação marginal, solubilidade e biocompatibilidade do TheraCal,

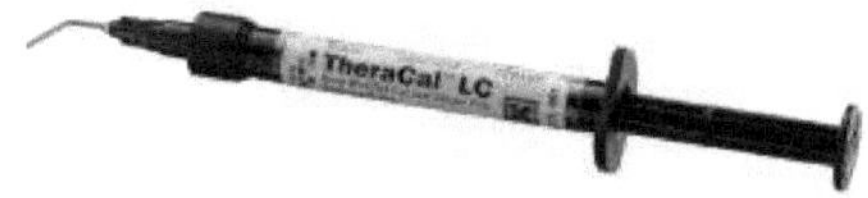

MTA e Biodentine como biomaterial de reparação de furca. Este estudo mostrou que o TheraCal foi o menos solúvel, mas mostrou a maior resposta inflamatória e distribuição de lacunas presentes, e recomendou que não fosse utilizado na reparação de furca-perfuração.[107]

Bioagregado:

O bioagregado foi recentemente introduzido como um cimento endodôntico à base de silicato de cálcio, alegando apresentar um desempenho melhor do que o MTA. Foi desenvolvido utilizando a ciência da nanotecnologia e consiste em partículas hidrofílicas nanométricas de silicato tricálcico, silicato dicálcico e óxido de tântalo como agente radiopacificador. É um material insolúvel, radiopaco e sem alumínio, que demora cerca de 4 horas a solidificar completamente. A biocompatibilidade e a capacidade de selagem do material são comparáveis ao MTA[108]. A sua capacidade de promover a cementogénese, associada à natureza bioactiva, promove a formação de apatite na interface material/dentina, formando um selamento impermeável. Tuloglu e Bayrak[109] avaliaram o sucesso clínico do MTA e do Bioagregado como material de barreira apical e concluíram que o Bioagregado pode ser uma alternativa ao MTA.

Um estudo in-vitro mostrou que o Bioagregado induziu a diferenciação de células da polpa humana em células semelhantes a odontoblastos e pode estimular a formação de pontes de dentina. Zang et al.[110] também encontraram o mesmo resultado. Tem a menor resistência à compressão entre os outros cimentos de silicato de cálcio, o que o torna menos aplicável numa situação clínica em que é necessária uma resistência adequada, como a reparação de furca. Apesar das suas várias vantagens, as fracas propriedades mecânicas e o longo tempo de presa limitam a sua aplicação, onde pode substituir o MTA.

Material de reparação de raízes de endosequência:

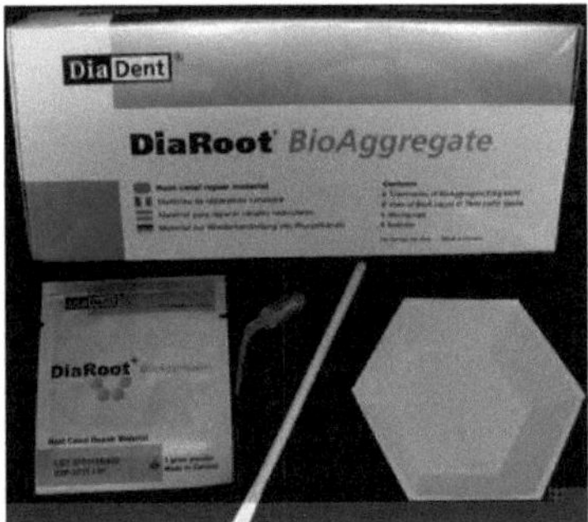

As perfurações do canal radicular são comunicações mecânicas ou patológicas entre a superfície externa do dente, o sistema de canais radiculares e os seus factores etiológicos, incluindo cáries, reabsorções ou iatrogenias. Para evitar a exposição contínua a um ambiente contaminante e a ocorrência de reacções inflamatórias nos tecidos adjacentes, deve ser utilizado um material com boa capacidade de selamento.

O MTA foi introduzido por Torabinejad e é considerado um bom material para criar uma selagem eficaz entre os canais radiculares e as superfícies dentárias exteriores[111] . Recentemente, a biodentina foi comercializada para colmatar as deficiências do MTA, que incluem a sua difícil manipulação e o tempo de presa prolongado. Um material biocerâmico pré-misturado mais recente, nomeadamente o "material de reparação radicular EndoSequence", foi investigado para a gestão da cirurgia apical, reparação de perfurações, capeamento pulpar e obturação apical . [112]

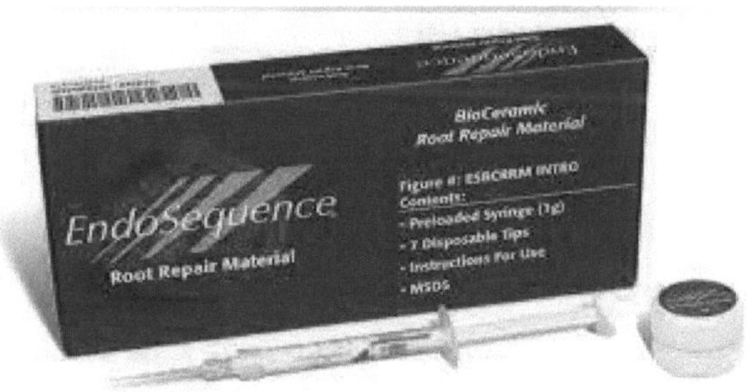

Kakani et al.[113] compararam a qualidade de selamento dos cimentos MTA, Biodentine e EndoSequence em perfurações, e observaram vazamento mínimo, intermediário e máximo do Biodentine, EndoSequence e MTA, respetivamente. Os autores sugeriram que tanto o Biodentine quanto o Endosequence podem ser usados como substitutos do MTA durante o reparo de perfurações. Em 2019, Banu e Swathi[114] compararam a solubilidade do reparo radicular Endosequence e do MTA e não encontraram diferença significativa. Sharma et al.[115], em 2021, avaliaram o Material de Reparação Radicular (ERRM), Endocem MTA e ProRoot MTA, e observaram uma diferença estatisticamente significativa entre as espessuras da barreira dentinária dos três grupos. O grupo do ProRoot MTA revelou uma espessura superior da barreira dentinária em comparação com os outros dois grupos. Hirschberg et al[116]. observaram uma menor fuga apical em amostras restauradas com MTA em comparação com o ERRM.

Num estudo realizado por Hansen et al.[117], foi observado um pH mais elevado nos espécimes de MTA branco, em comparação com os espécimes reparados com o EndoSequence Root Repair Material, e os autores atribuíram este efeito à maior e constante descarga de iões hidroxilo das amostras de MTA. No entanto, foi observada descoloração nos espécimes de MTA, efeito que não foi evidente nos espécimes reparados com EndoSequence Root Repair.

MATERIAIS INTELIGENTES:

Materiais que respondem a estímulos como o stress, a temperatura, a humidade, o pH e que podem sentir e agir de acordo com as alterações do ambiente. Podem voltar à sua tensão original após a remoção do estímulo. Estes materiais são designados por materiais inteligentes. Os materiais inteligentes dividem-se em dois tipos: activos e passivos.

Os materiais inteligentes passivos libertam iões em resposta a alterações externas: GIC, Compómero

Os materiais inteligentes activos actuam quando existe uma variação perigosa no ambiente que rodeia a restauração, por exemplo: GIC inteligente, compósitos inteligentes .[118]

Cimentos de ionómero de vidro:

Inventado pela primeira vez por Wilson e Kent em 1929. É um material biomimético, uma vez que tem propriedades semelhantes às da dentina, a sua adesão à estrutura dentária e a libertação de flúor

Os GIC inteligentes apresentam expansão ou contração térmica em resposta a estímulos térmicos. É semelhante ao fluxo de fluidos nos túbulos dentinários e imita o comportamento da dentina humana através de um tipo de comportamento inteligente. Por conseguinte, o GIC é considerado um material inteligente . [119]

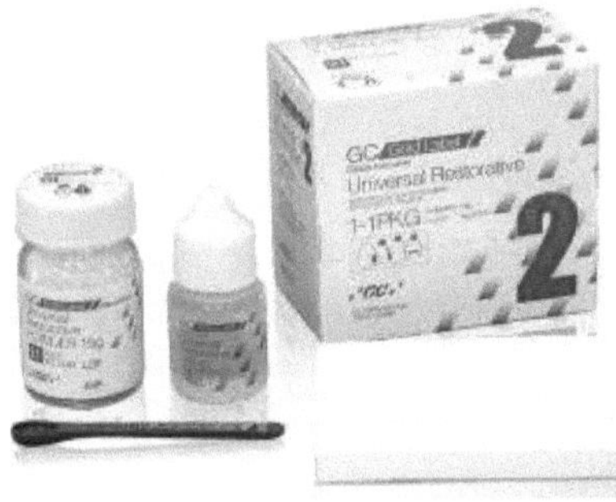

Compósitos inteligentes: Outra nova abordagem na dentisteria de restauração foi a introdução de um material compósito libertador de iões em 1998 pela Ariston PHC. Também designado por compósito inteligente. Trata-se de um material de restauração nano preenchido ativado por luz. O fosfato de cálcio amorfo é utilizado como fase de enchimento nestes compósitos e liberta iões de cálcio, fluoreto e hidroxilo quando o pH desce abaixo de 5,5. Estes iões são depositados sob a forma de cristais de apatite, que é semelhante à hidroxiapatite nos dentes e no osso .[118,119]

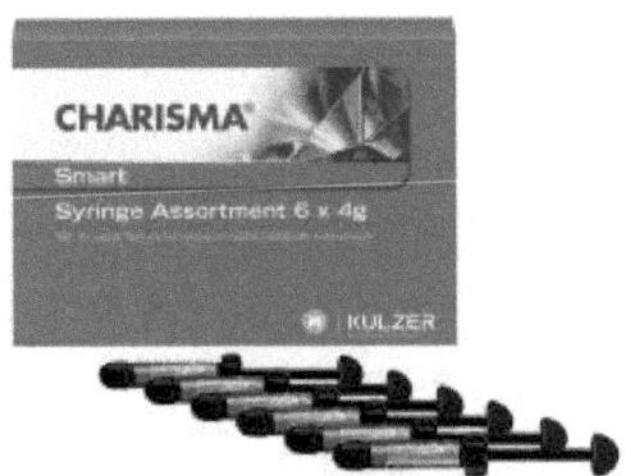

O Giomer é um híbrido de ionómero de vidro e resina composta. Incorpora a tecnologia de ionómero de vidro pré-reagido (PRG) que forma uma fase estável de ionómero de vidro suspensa numa matriz de resina. A presença de um hidrogel pré-reagido é responsável pelo elevado nível de libertação de flúor e recarga de giómeros .[120]

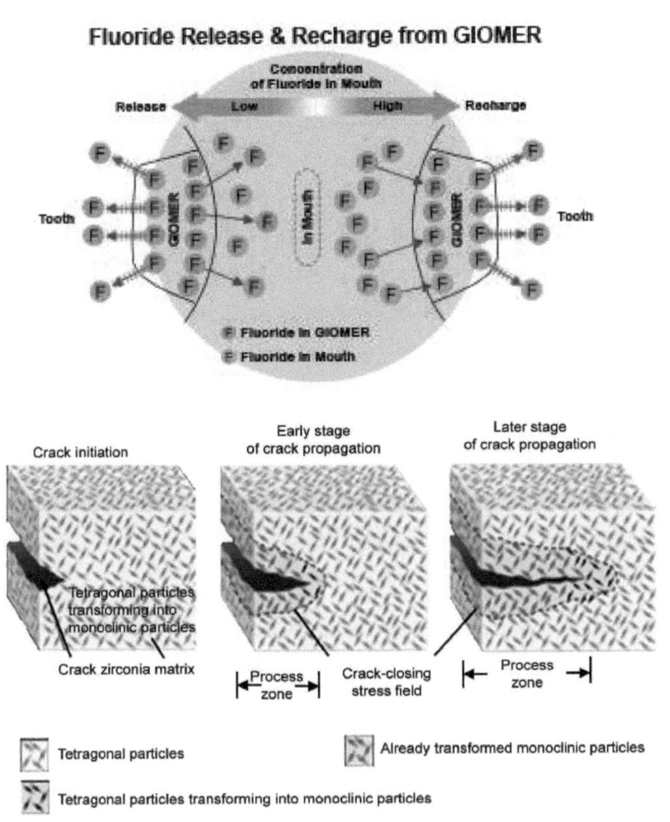

Os Ceromers combinam as vantagens da cerâmica com a tecnologia da resina composta. A cerâmica, que é a fase inorgânica do material, confere uma qualidade estética duradoura, resistência à abrasão e elevada estabilidade, enquanto a resina, que é a fase orgânica, determina uma polibilidade melhorada, uma ligação eficaz com a resina de cimentação, um baixo grau de fragilidade e uma suscetibilidade reduzida à fratura. Os compómeros contêm compostos de flúor que são capazes de libertar flúor livre em condições ácidas ou na presença de humidade .[120,121]

BIOMIMÉTICA NA REGENERAÇÃO:

Em 1961, Nygaard-Østby explorou, pela primeira vez, o conceito de tratamento da polpa necrótica através da endodontia regenerativa[122]. A definição de procedimentos endodônticos regenerativos foi dada por Murray e Gracia como "eventos baseados em design biológico para substituir componentes ausentes, doentes, subdesenvolvidos ou danificados das estruturas dentárias, incluindo estruturas de raiz e dentina, para restaurar as funções fisiológicas do complexo dentina-polpa"[123, 124]. O conjunto completo envolvido nos procedimentos de endodontia regenerativa é constituído por células estaminais, moléculas de sinalização e suportes colhidos na matriz extracelular (ECM). O objetivo essencial da REP é promover a regeneração do tecido pulpar, o desenvolvimento de raízes e a proliferação das células estaminais progenitoras da região do osso/dente. Na papila apical, estas células estaminais osteo/odonto-progenitoras previnem a infeção e a necrose da raiz que é causada devido à proximidade do fornecimento de sangue periodontal. Além disso, as REP podem influenciar a angiogénese, a sobrevivência celular, a diferenciação, a migração e a proliferação. Utilizando marcadores de células estaminais mesenquimais, os procedimentos de endodontia regenerativa demonstraram ter diversos potenciais[125]. Durante a diferenciação das células progenitoras endoteliais e o processo de revascularização, a técnica de imunomarcação foi utilizada para identificar a abundância de CD31/colagénio-IV e do fator de crescimento endotelial vascular (VEGF), R2/Colagénio-IV (10). Apesar da falta de ensaios clínicos de procedimentos de endodontia regenerativa na literatura, esta modalidade de tratamento é apreciada pelos clínicos em todo o mundo.

Na regeneração da polpa dentária, as células necessárias podem ser fornecidas por transplante de células ou por homing celular. Um estudo efectuado por Torabinejad et al[126]. concluiu que, para uma regeneração pulpar bem sucedida após o procedimento de revascularização, a presença de um tecido não inflamado de 1-4 mm era benéfica. O estudo foi efectuado em dentes de animais imaturos. A regeneração completa do tecido pulpar com capilares e células neuronais foi encontrada na regeneração da polpa canina no prazo de 14 dias em 2009. Iohara et al[127]. transplantaram scaffolds carregados com fibras de colagénio (tipo I e III) e células estaminais da polpa dentária. Além disso, após o transplante apenas do scaffold, não foi encontrado "nenhum enxerto no local da pulpotomia". Souron et al[128]. utilizaram molares de ratos no seu estudo. Transplantaram células pulpares de ratos num scaffold composto por colagénio de rato tipo I. Após um mês de implantação, os fibroblastos vivos e mitoticamente activos, novos vasos e fibras nervosas foram observados onde a polpa foi semeada com células, enquanto que uma falta de colonização celular foi encontrada onde a polpa foi semeada com células lisadas.

Num outro estudo realizado por Jia et al.[129] , foi injectada sinvastatina, que é um inibidor competitivo da 3-hidroxi-3-metilglutaril coenzima-A redutase. O scaffold utilizado no seu estudo foi uma esponja de gelatina juntamente com células estaminais da polpa dentária em polpas extirpadas. A sinvastatina impulsionou o processo de mineralização e a regeneração da polpa e da dentina após 10 semanas de implantação. Uma combinação de scaffold de poli (ácido lático)/Matrigel com células estaminais mesenquimais da medula óssea foi colocada sobre a polpa extirpada num estudo realizado por Ito et al.[130] em ratos imunossuprimidos. Para a lavagem da câmara pulpar, foi utilizado EDTA a 15% e hipoclorito de sódio a 1,5%. Após 14 dias de implantação, foi demonstrada a regeneração completa da polpa, juntamente com células odontoblastóides expressando nestina sob a dentina. A nestina é uma proteína de filamento intermédio do tipo VI, originalmente presente nas células do tronco neural. Para responder a esta controvérsia na medicina dentária atual, a Associação Americana de Endodontia (AAE) considerou a endodontia regenerativa como a expansão inovadora mais emocionante.

Revascularização ou Revitalização:

Os dentes com periodontite apical e ápice radicular imaturo com infeção periapical foram submetidos ao processo de revascularização em 1971[131] . No entanto, devido a limitações nos materiais, instrumentos e técnicas, esta tentativa falhou. No entanto, com as constantes inovações e desenvolvimentos das técnicas, materiais e instrumentos actuais, vários relatos de casos utilizaram e incorporaram esta técnica no uso quotidiano com sucesso. O processo da técnica de revascularização é diferente tanto da apexificação como da apexogénese. A apexificação é definida como "uma barreira apical para evitar a passagem de toxinas e bactérias para os tecidos periapicais a partir do canal radicular". Na maioria dos cenários de doenças da polpa e periodontite apical, é utilizado hidróxido de cálcio. Devido à melhoria da sua taxa de sucesso, à fácil disponibilidade para o clínico e ao facto de ser acessível para os pacientes, é considerado um dos medicamentos mais importantes que têm mostrado resultados promissores. Os procedimentos tradicionais de apexificação eram a única opção para os clínicos tratarem a necrose pulpar de dentes imaturos antes de 2004, o que representa um desafio único para o dentista. O penso de hidróxido de cálcio era considerado o principal material a ser utilizado nestes procedimentos tradicionais de tratamento de apexificação. A apexificação provou ser altamente previsível. No entanto, a desvantagem deste procedimento é que, durante um período de meses, requer várias consultas, para além da maior incidência de fratura cervical. O Agregado de Trióxido Mineral (MTA) ProRoot é utilizado na técnica de barreira artificial-apical para facilitar os procedimentos de obturação de canais radiculares . [132]

Quando a polpa está inflamada num dente com desenvolvimento incompleto, procede-se à apexogénese. A apexogénese é uma técnica que aborda as insuficiências do capeamento da polpa dentária inflamada. O objetivo da apexogénese é a conservação do tecido pulpar vital para que possa ocorrer um desenvolvimento contínuo das raízes com encerramento apical. A pasta de hidróxido de cálcio é colocada como curativo após a remoção da maior parte ou de toda a polpa coronária. Nos últimos anos, o tratamento de dentes necróticos-imaturos tem sido alterado devido aos vários prós e contras da apexificação e dos procedimentos de barreira artificial. Revascularização é a terminologia usada para descrever o tratamento de dentes necróticos imaturos que envolve a proliferação dos tecidos no espaço pulpar do dente envolvido. Quando o espaço do canal é induzido com hemorragia, as células estaminais mesenquimais indiferenciadas acumulam-se significativamente. Thibodeau et al. e Wang et al. efectuaram vários estudos em animais, tratando dentes imaturos com pasta antibiótica tripla e utilizando a técnica do coágulo sanguíneo, em que as avaliações histopatológicas do espaço do canal mostraram a formação de cemento e osso . [133,134]

Quando os métodos convencionais de apexificação e apexogénese foram comparados com a endodontia regenerativa num estudo retrospetivo em dentes necrosados imaturos, a taxa de sobrevivência dos dentes tratados com revascularização foi a mais elevada. No entanto, outros estudos concluíram que, devido à fraca estrutura radicular num número significativo de casos, a fiabilidade e a taxa de sucesso destes procedimentos eram significativamente baixas. Kahler et al.[135] concluíram que os resultados de 16 casos clínicos em que compararam as abordagens convencionais de desinfeção com a indução regenerativa de coágulos sanguíneos. Neste estudo, os autores verificaram que a maturogénese radicular continuada foi relatada em apenas dois casos quando observada radiograficamente.

Nos coágulos sanguíneos, Gomes-Filho et al.[136] incorporaram aspirado de medula óssea, plasma rico em plaquetas e um scaffold de hidrogel artificial juntamente com um fator básico de crescimento de fibroblastos. Utilizaram dentes infectados, totalmente desenvolvidos e sobre-instrumentados e verificaram que a adição de PRP e aspirado de medula óssea nos canais radiculares desbridados não melhorou significativamente o crescimento dos tecidos. Além disso, concluíram que os procedimentos de revascularização em humanos não melhoraram os resultados com a adição de uma estrutura de hidrogel artificial combinada com o fator básico de crescimento de fibroblastos. Um dente permanentemente imaturo com periodontia apical e um trato sinusal foi tratado com uma técnica de revascularização em contraste com o processo de apexificação; uma melhoria positiva dos resultados foi demonstrada por Iwaya et al[137] . No caso da polpa necrótica, foi realizado um procedimento endodôntico para rejuvenescer a vitalidade do dente, conhecido como "revitalização", enquanto a substituição do complexo de tecido dentinário-polpa perdido ou danificado é conhecida como "regeneração". No entanto, o mecanismo subjacente à regeneração do complexo dentina-polpa é pouco conhecido. Em vez disso, a terapia de canal radicular pode sofrer um processo de reparação/cura.

Vantagens da abordagem de revascularização:

1. Abordagem tecnicamente simples.

2. Não é necessário recorrer a biotecnologias dispendiosas devido aos instrumentos e técnicas de medicação atualmente disponíveis.

3. As probabilidades de rejeição imunitária são praticamente nulas, uma vez que esta abordagem se baseia no sangue do próprio doente.

4. A microinfiltração bacteriana pode ser eliminada através da indução de células estaminais no espaço do canal radicular, seguida da barreira intra-canal, induzindo um coágulo sanguíneo.

5. As preocupações com a retenção da restauração precisam de ser ultrapassadas.

6. Quando esta abordagem é aplicada a dentes imaturos, reforça as suas paredes radiculares.

7. Como o dente imaturo avulsionado tem tecido pulpar necrótico juntamente com um ápice aberto, e raízes curtas e intactas; portanto, o tecido recém-formado alcançará facilmente o corno pulpar coronal porque a proliferação numa distância curta é necessária. Portanto, a estratégia por trás do desenvolvimento de novos tecidos é manter o equilíbrio entre a infeção do espaço pulpar e a proliferação de novos tecidos.

8. O crescimento adicional da raiz aberta-afixa ocorre devido à instrumentação mínima que preservará o tecido pulpar viável.

9. É necessário reconhecer o potencial de regeneração de mais células estaminais e a rápida capacidade de cicatrização do tecido em doentes jovens.

Desvantagens da abordagem de revascularização:

1. A origem do tecido regenerado ainda não é conhecida.

2. De acordo com os investigadores, a composição e a concentração eficazes das células são obrigatórias para a engenharia de tecidos. No entanto, estas células são sepultadas em coágulos de fibrina; por conseguinte, os investigadores não dependem da formação de coágulos sanguíneos para a função de engenharia de tecidos.

3. Os resultados do tratamento serão variáveis em função das variações na composição e concentração das células.

Pré-requisitos para a abordagem de revascularização:

Os estudos de revascularização estabeleceram os seguintes pré-requisitos:

- Deve haver ápices abertos e polpa necrótica secundária a trauma.

- Além disso, o ápice aberto deve ser inferior a 1,5 mm.

- Os seguintes agentes podem ser incorporados para remover os microrganismos do canal:

   1) Pasta antibiótica; 2) Hidróxido de cálcio 3) Formocresol

- O selamento coronal deve ser eficaz.

- Deve existir uma matriz ou o crescimento de novos tecidos.

- Ao tentar induzir uma hemorragia, deve ser utilizada anestesia sem vasoconstritor.

- Os canais não devem ser instrumentados.

- O hipoclorito de sódio deve ser utilizado como irrigante e deve haver formação de coágulos sanguíneos.

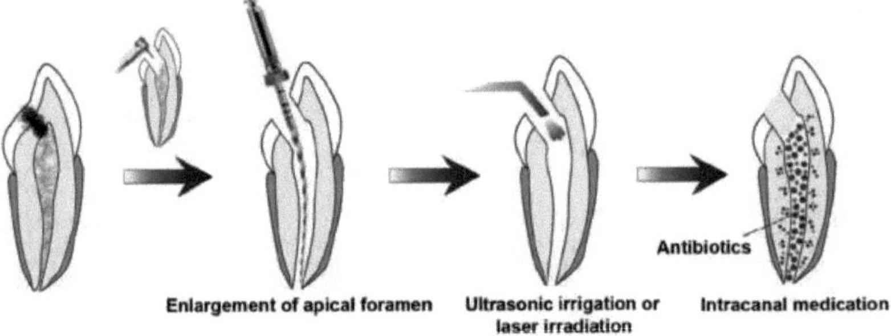

Terapia pós-natal com células estaminais:

O osso, a mucosa bucal, a gordura e a pele são as fontes comuns de células estaminais pós-natais. Após a abertura do ápice, o sistema de canais radiculares desinfectados é injetado com células estaminais pós-natais. Este tratamento é considerado a técnica mais simples. As vantagens deste tipo de técnica de engenharia de tecidos são numerosas. As células estaminais pós-natais são racionalmente fáceis de colher, e estas células podem persuadir a regeneração da polpa. Para além disso, estas células são fáceis de administrar através de uma seringa. Além disso, a aplicação desta terapia com células estaminais é utilizada na medicina regenerativa desde há muitos anos, por exemplo, na substituição da medula óssea e em aplicações endodônticas . [138]

No entanto, as baixas taxas de sobrevivência são uma das principais desvantagens desta técnica. Além disso, estas células podem migrar para diferentes locais do corpo, o que apresenta formas peculiares de mineralização. Para o desenvolvimento de tecidos dentários através da diferenciação de células estaminais, são necessárias moléculas bioactivas de sinalização, factores de crescimento e suportes. Consequentemente, apenas com células estaminais que excluem os factores de crescimento ou os suportes, a probabilidade de regeneração pulpar de novos tecidos é muito baixa. Nesta abordagem, a identificação principal de uma fonte de células estaminais pós-natais que deve ser capaz de se diferenciar na população de células diversas pode ser obtida[139]. No entanto, esta técnica ainda não está aprovada.

Implante de polpa:

Neste procedimento, após a limpeza e modelação do canal radicular, é transplantado o tecido pulpar substituído. A linha purificada de células estaminais da polpa é uma das fontes de tecido pulpar. Este tecido pulpar também pode ser cultivado em laboratório através de biopsia celular. Para esta técnica invitro, os tecidos da polpa podem ser cultivados através de nanofibras de polímero biodegradável. Além disso, estes tecidos podem ser obtidos a partir de colagénio I ou de proteínas da matriz extracelular de fibronectina. Verificou-se que são necessárias mais investigações para as proteínas, como a vitronectina e a laminina. No entanto, foi provado que, para o crescimento de células pulpares, os colagénios I e III não são frutíferos . [140]

No sistema de canais radiculares, a localização de células estaminais pós-natais é uma grande vantagem do implante pulpar. No entanto, existem várias desvantagens nesta técnica. Uma restrição desta técnica é que a porção apical do canal radicular deve ser colhida com células pulpares. A razão por trás desse conceito é que as folhas da matriz extracelular são muito finas, frágeis e não possuem vascularização. Portanto, é necessário um scaffold que deve ter proliferação celular para a entrega coronal. Se as células estiverem localizadas a 200 µm de um fornecimento de sangue capilar, que é a distância máxima de difusão de oxigénio, estas células correm o risco de anoxia e necrose. São necessárias mais investigações in vivo e ensaios clínicos controlados para explorar as taxas de sucesso e os resultados do tecido pulpar funcional e as preocupações com as respostas imunitárias, embora esta técnica apresente uma baixa possibilidade de riscos para a saúde dos pacientes.

Implantação de andaimes:

Para a vascularização e organização celular, as células da polpa-tronco devem ser sistematizadas num conjunto tridimensional. Este objetivo pode ser alcançado através da sementeira de células estaminais da polpa com um andaime de polímero poroso[141] . A distribuição de medicamentos terapêuticos em tecidos precisos pode ser efectuada com êxito através destes nano-scaffolds[142] . Além disso, as propriedades biológicas e mecânicas necessárias para o funcionamento correto também são fornecidas por estes andaimes. Nos dentes com exposição da polpa, foram introduzidas pastilhas de dentina que aceleram a formação da ponte de dentina. Estas pastilhas de dentina ajudam no reservatório de factores de crescimento e oferecem uma matriz para a fixação das células estaminais da polpa. Em reação à pastilha de dentina e à utilização de estruturas de suporte, ocorre a regeneração do complexo dentina-polpa. Para fornecer suporte estrutural ao dente, não é necessário ter uma polpa com engenharia de tecidos nos sistemas de canais radiculares. O hidrogel de polímero, uma matriz de scaffold tridimensional macia e injetável, será administrado por seringa em tecidos pulpares de engenharia de tecidos[143] . São fáceis de administrar nos sistemas de canais radiculares e não são invasivos. Teoricamente, este hidrogel fornece um substrato para uma estrutura tecidular organizada, uma vez que está envolvido na proliferação e diferenciação celular.

Os recentes avanços nestas técnicas permitiram ultrapassar os problemas associados aos hidrogéis. Estes problemas incluíam um controlo limitado do desenvolvimento e da formação dos tecidos. No entanto, são necessários mais ensaios clínicos e investigação para explorar estas técnicas, uma vez que os hidrogéis se encontram numa fase inicial de exploração. Atualmente, os investigadores estão a centrar-se no desenvolvimento de hidrogéis foto-polimerizáveis. A principal vantagem destes hidrogéis foto-polimerizáveis é o facto de a sua rigidez ser aumentada ao serem colocados no local do tecido .[144]

Impressão tridimensional de células:

A técnica de impressão celular tridimensional é considerada a abordagem final para a substituição dos tecidos pulpares[145]. Esta abordagem pode ser utilizada para posicionar as células com precisão. Esta técnica imita a estrutura natural do tecido pulpar. Na técnica de engenharia de tecidos, para manter e reparar a dentina, as células odontoblastóides devem ser posicionadas à volta da periferia da polpa. Para além disso, os fibroblastos suportam as células vasculares e nervosas e devem ser posicionados no interior do núcleo pulpar. Esta técnica exigiu grande perícia e uma orientação cuidadosa, uma vez que, durante este procedimento, a assimetria apical e coronal é o pré-requisito durante a colocação do tecido pulpar no sistema de canais radiculares moldados e limpos. No entanto, atualmente, esta técnica não está disponível clinicamente e existe uma escassez de literatura relativamente à funcionalidade da técnica de impressão celular tridimensional.[146]

Terapia genética:

Na endodontia regenerativa, a administração de genes foi discutida numa revisão recente[138]. Para promover a mineralização dos tecidos, os genes mineralizantes seriam entregues nos tecidos pulpares. No entanto, Rutherford trabalhou neste campo específico da entrega de genes nos tecidos pulpares, embora exista uma escassez de literatura neste contexto[147]. Ele sugeriu mais pesquisas para melhorar a possível terapia genética no interior da polpa, depois de ter falhado no seu trabalho quando transduziu polpas de animais furões com BMP-7 de rato transfectada com cDNA.

Os investigadores utilizaram o método de electroporação para inserir genes mineralizadores no espaço pulpar através da cultura de células do tronco pulpar. Inicialmente, a FDA aprovou a investigação da terapia genética em seres humanos em fase terminal; no entanto, após o desenvolvimento de numerosos tumores num rapaz de nove anos, a FDA retirou esta decisão em 2003.

A terapia genética resultante da utilização de sistemas vectoriais apresenta sérios riscos para a saúde, ao contrário das expressões genéticas[148,149]. De acordo com a literatura, o desenvolvimento dentário pode ser melhorado com proteínas morfogenéticas ósseas (BMPs). A proteína morfogenética óssea-2 (BMP2) é aumentada durante a diferenciação terminal da expressão dos odontoblastos. A sialofosfoproteína dentinária (DSPP) foi produzida pela implantação de BMP2 recombinante humana na papila dentária. O papel final desta DSPP é produzir os marcadores de diferenciação dos odontoblastos, bem como proteínas da matriz dentinária. Um estudo in vivo sobre a polpa amputada, uma grande quantidade de dentina reparadora é também induzida pela BMP2. Clinicamente, é necessária uma terapia genética específica e segura para controlar com precisão esta terapia genética.

Óxido Nítrico:

Entre muitos processos patológicos e de cicatrização de feridas, a angiogénese é considerada um processo importante. O indutor mais potente e crítico da angiogénese é o fator de crescimento endotelial vascular (VEGF). Uma variedade de estímulos participa na regulação da expressão genética do VEGF. O fator de transcrição é um fator-chave para a regulação positiva do gene VEGF mediada pela hipoxia, que é conseguida pelo fator induzível pela hipoxia 1 (HIF-1). O óxido nítrico (NO) é um potente vasodilatador. O óxido nítrico (NO) pode simplesmente penetrar nos obstáculos naturais da membrana porque é lipofílico por natureza. Este VEGF regula a quantidade de óxido nítrico[150] . A hipóxia, bem como o óxido nítrico, regulam positivamente os genes VEGF, aumentando a atividade do HIF-1. Além disso, os dendrímeros são libertados pelo óxido nítrico, que actua como agentes antibacterianos. Num caso, os autores realizaram um estudo no qual avaliaram dendrímeros com e sem óxido nítrico contra bactérias patogénicas Gram-positivas e Gram-negativas. Utilizaram dendrímeros de polipropileno imina (PPI) que continham óxido nítrico, que foi comparado com dendrímeros PPI controlados que não libertavam óxido nítrico. Verificaram que >99,99% da estirpe bacteriana foi morta por dendrímeros que continham óxido nítrico. Afirmaram ainda que a toxicidade para os fibroblastos de mamíferos com estes dendrímeros X contendo óxido nítrico era mínima . [151]

Os resultados clínicos mais necessários da endodontia regenerativa podem ser obtidos através de uma desinfeção bem sucedida, juntamente com uma revascularização e regeneração completas dos tecidos endodônticos. Este facto foi estudado por Moon et al.[152] No entanto, existem muitas limitações no procedimento endodôntico regenerativo contemporâneo (REP). Para melhorar a eficiência do procedimento endodôntico regenerativo (REP), foram desenvolvidos muito recentemente géis biomiméticos-nano-matriz que libertam antibióticos e óxido nítrico (NO). O gel contém muitos grupos funcionais, uma vez que é constituído por anfifílicos peptídicos. Este gel de biomimética-nano-matriz foi misturado com antibióticos, ciprofloxacina (CF) e metronidazol (MN), e libertou óxido nítrico. Foram utilizadas bactérias endodônticas de várias espécies para avaliar os efeitos antibacterianos através de ensaios de viabilidade bacteriana. Experiências em modelos animais foram usadas para avaliar a regeneração da polpa-dentina.

O efeito antibacteriano dependente da concentração foi encontrado nos antibióticos e no gel de biomimética-nano-matriz libertadora de NO. Além disso, o óxido nítrico sem antibióticos também mostrou um efeito antibacteriano em espécies endodônticas. A revascularização dentária foi promovida por antibióticos e gel de biomimética-nano-matriz libertadora de NO através de uma análise in vivo. Para melhorar o atual REP, foi desenvolvido um gel de nano-matriz biomimética libertador de antibióticos e óxido nítrico (NO). Para o procedimento de regeneração-endodontia, recomenda-se uma concentração óptima de gel de nano-matriz libertadora de óxido nítrico. Os efeitos positivos ou negativos do óxido nítrico podem ser atribuídos através da alteração da quantidade e concentração de óxido nítrico. A atividade do HIF-1 e do VEGF foi negativamente afetada pela libertação de óxido nítrico. A sintase de óxido nítrico endotelial activada (EnoS) produz angiogénese mediada por VEGF. Akt/PKB, Ca2+/calmodulina e proteína quinase C são as vias pelas quais a eNOS é activada pelo VEGF. A expressão do VEGF mediada pelo NO, bem como a produção de NO mediada pelo VEGF pela eNOS, podem ser reguladas pelo HIF-1 e pela atividade da heme oxigenase 1 (HO-1). A angiogénese nos tecidos normais pode ser regulada pelas relações entre o NO e o VEGF.

Plasma rico em plaquetas (PRP):

Os clínicos enfrentam desafios especiais para o tratamento de um dente imaturo com polpa necrótica e ápice aberto. Uma das estratégias para o seu tratamento é o procedimento tradicional de apexificação. Este processo de tratamento requer a formação de uma barreira apical através de múltiplas aplicações de hidróxido de cálcio. Esta barreira apical também pode ser formada através da colocação de agregado de trióxido mineral (MTA) no canal, que é seguido pelo procedimento convencional de canal radicular. Devido à formação incompleta da raiz com estes procedimentos, as probabilidades de fratura da raiz são muito comuns. O plasma rico em plaquetas (PRP) tem sido sugerido como provavelmente a melhor plataforma para RET que irá ultrapassar todos estes problemas[153]. O fator de crescimento derivado das plaquetas, o fator de crescimento transformador b e o fator de crescimento semelhante à insulina são parte integrante do PRP. O PRP pode ser utilizado como um andaime, uma vez que pode formar uma matriz de fibrina tridimensional. É facilmente preparado a partir do sangue total autólogo do doente. Os factores de crescimento e as citocinas são 4 vezes mais elevados nas plaquetas do que no sangue total. Os defeitos de continuidade mandibular foram, pela primeira vez, curados pelo PRP e pela colocação de enxertos de osso esponjoso pela comunidade dentária. As células estaminais da polpa dentária humana (DPSCs), quando tratadas com PRP, resultaram num aumento da diferenciação e proliferação destas células. Em 2008, Hargreaves e colegas[154] em endodontia regenerativa encorajaram a utilização de PRP e, pela primeira vez em 2011, o procedimento PRP foi utilizado para endodontia regenerativa num dente permanente, necrótico, imaturo e não vital com um ápice aberto. A infusão de PRP no canal radicular até a junção cemento-esmalte, seguida de medicação com pasta antibiótica tripla, foi realizada por Nakashima et al.[155] Eles observaram o fechamento do ápice e a cicatrização das lesões periapicais após cinco meses e meio. Além disso, eles também encontraram resultados encorajadores nos testes de frio com polpa elétrica. Num estudo conduzido por

Torabinejad M et al., os autores injectaram PRP e observaram que, após 14 meses de tratamento, estavam presentes tecidos moles extirpados que foram avaliados através de microscopia. Também foi encontrado tecido conjuntivo semelhante a polpa na secção microscópica. Um estudo conduzido em cães beagle por Zhu et al.[156] , no qual os autores infundiram PRP em canais radiculares preparados endodonticamente, encontrou a formação de tecido semelhante ao cemento e tecido mole. Em contraste, num estudo realizado por Torabinejad et al., os investigadores não encontraram diferenças significativas quando um canal radicular foi tratado com PRP em relação à formação de tecidos moles[157]. Num paciente do sexo feminino, de 39 anos de idade, com polpa necrótica, com radiolucência periapical extensa e ápice aberto, após a administração de PRP num canal radicular, os investigadores notificaram a cicatrização da lesão periapical após 30 meses de tratamento. Existem inúmeras vantagens no tratamento com PRP. Durante a preparação do PRP, foram removidos os eritrócitos que seriam responsáveis pela necrose após a formação do coágulo. Para a migração celular, são necessárias fibrina, fibronectina e vitronectina, que são obtidas a partir da formação de coágulos de PRP. Além disso, nos procedimentos endodônticos regenerativos, o nível ótimo de colocação do MTA é obrigatório, o que pode ser feito através da matriz de colagénio presente no PRP. Antes da formação do coágulo, o PRP não liberta o fator de crescimento até ser ativado. Assim que é ativado, quer endogenamente, quer através do exógeno, como por exemplo pela incorporação de cloreto de cálcio ou trombina, que actua como fator de coagulação, o PRP começa a segregar factores de crescimento que contribuem para a reparação e regeneração dos tecidos. Zhang et al.[158] concluíram que, histologicamente, não foi observada nenhuma diferença significativa entre coágulos sanguíneos e PRP. O PRP pode ser utilizado em casos clínicos quando se observa pouca ou nenhuma hemorragia nos tecidos apicais. A origem das células estaminais, a sua interação e o papel das células inflamatórias no canal radicular necessitam de ser mais explorados para o avanço do tratamento regenerativo-endodôntico.

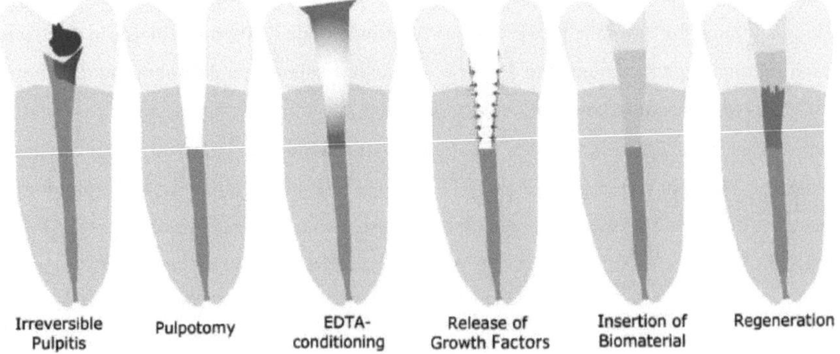

Localização de células:

Na regeneração de tecidos, o primeiro conceito de homing celular foi apresentado na revista Lancet em 2010. O conceito baseava-se na administração do fator de crescimento transformador-b3 (TGFb3) sem transplante de células.

Esta abordagem foi utilizada pela primeira vez para a regeneração da cartilagem articular. No entanto, para a regeneração de tecidos dentários, a ideia de homing celular foi introduzida em 2010[159]. Durante o homing celular, o canal radicular dos dentes humanos extraídos foi moldado e limpo, seguindo-se a administração de factores de crescimento, suporte e células estaminais. As proteínas residuais no canal radicular ou nos túbulos dentinários foram desactivadas na primeira fase. Isto pode ser feito através da esterilização dos dentes extraídos numa autoclave. Seguiu-se a infusão de gel de colagénio num canal radicular moldado e limpo, que pode ser com ou sem factores básicos de crescimento de fibroblastos (bFGFs), factores de crescimento endotelial vascular

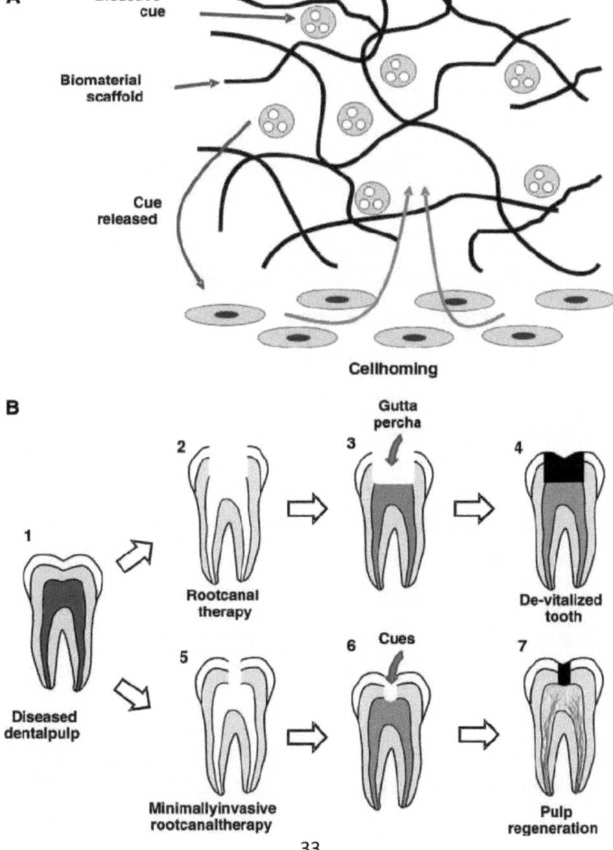

(VEGFs), factores de crescimento derivados de plaquetas (PDGFs), factores de crescimento nervoso (NGFs), ou proteínas morfogenéticas ósseas (BMPs). O modelo animal escolhido pelos autores foi o de ratos Sprague-Dawley, em que tanto os dentes experimentais como os de controlo foram implantados subcutaneamente durante três a seis semanas.

Os autores neste modelo observaram a raiz tratada endodonticamente para o tecido semelhante à polpa dentária com vasos sanguíneos. Foi realizado um ensaio de imunoabsorção enzimática (ELISA) nos tecidos moles isolados do canal radicular dos dentes tratados e dos dentes de controlo. Várias biomoléculas, incluindo a sialoproteína da dentina, o NGF2 e o fator de von Willebrand, foram quantificadas utilizando o ELISA. Além disso, os vasos sanguíneos, o tecido semelhante à dentina e o tecido semelhante ao neural são todos encontrados nos dentes humanos após a administração do fator de crescimento. Estes procedimentos não envolvem o cultivo ex-vivo ou o transplante in-vivo.

A principal diferença entre as abordagens de homing celular e de transplante celular é que, no último caso, para a regeneração da dentina/polpa, as células isoladas (estaminais/progenitoras) do hospedeiro são transplantadas para o canal radicular do hospedeiro. As células semelhantes à polpa dentária foram diferenciadas na abordagem cell-homing quando os factores de crescimento são recrutados para o sistema do canal radicular. A técnica de acolhimento de células para regeneração de órgãos dentários apresenta uma abordagem harmonizadora e/ou equilibradora da técnica de transplante de células e, ao mesmo tempo, esta estratégia tem mostrado resultados auspiciosos em modelos animais. As células estaminais hematopoiéticas foram militarizadas e transferidas para diferentes tecidos ou órgãos utilizando a navegação ativa na abordagem cell-homing. O resultado final deste processo é a recelularização e revascularização da polpa-dentina. Numerosos factores de crescimento, juntamente com o homing celular, resultarão na regeneração da polpa dentária. A revascularização dos tecidos e a regeneração - homing celular consistem em dois processos celulares distintos. São eles a diferenciação e o recrutamento.

A migração das células para o local defeituoso é designada por recrutamento. No entanto, é obrigatória a presença de uma célula estaminal/progenitora mesenquimal com a capacidade de se diferenciar em células que formam a polpa e a dentina. Quando as células estaminais/progenitoras se transformam em células maduras, este processo é conhecido como diferenciação. Durante a regeneração da polpa e da dentina, os odontoblastos e os fibroblastos da polpa são formados pela diferenciação das células estaminais/progenitoras. Estes processos têm de persuadir a formação de células endoteliais e de células de fibrilhas neurais para a angiogénese. No entanto, é necessária mais literatura para estabelecer o facto de as células endoteliais serem formadas diretamente pela diferenciação das células estaminais/progenitoras da polpa dentária. Num estudo realizado por Kim et al.[159], os investigadores implantaram dentes humanos tratados endodonticamente no dorso de ratinhos. Foi administrado fator de crescimento de fibroblastos e/ou fator de crescimento endotelial vascular (bFGF e/ou VEGF). Após avaliação, verificaram que as paredes dentinárias do canal radicular estavam integradas com tecido conjuntivo recelularizado e revascularizado. Além disso, verificou-se que quando o bFGF, a proteína morfogenética óssea-7 (BMP7), o fator de crescimento derivado das plaquetas (PDGF), o VEGF e o fator de crescimento do nervo (NGF) foram administrados em combinação, resultaram em tecidos vascularizados e celularizados. Estes resultados foram obtidos em alguns dentes tratados endodonticamente, nos quais foi encontrada formação de dentina e anticorpo VEGF na parede dentinária do canal radicular.

A matriz extracelular com células desconectadas é encontrada nos tecidos neo-pulpares. Este novo tecido pulpar parece ser denso e contém vasos sanguíneos cheios de eritrócitos com revestimento de células do tipo endotelial. Quando o bFGF, VEGF, PDGF, NGF e BMP7 são administrados, todo o canal radicular é preenchido com tecidos semelhantes aos da polpa dentária, como se pode ver nas imagens microscópicas. O fator de Von Willebrand, a sialoproteína da dentina e o NGF são expandidos no teste ELISA após a administração combinada de bFGF, VEGF ou PDGF, com NGF e BMP7 basais.

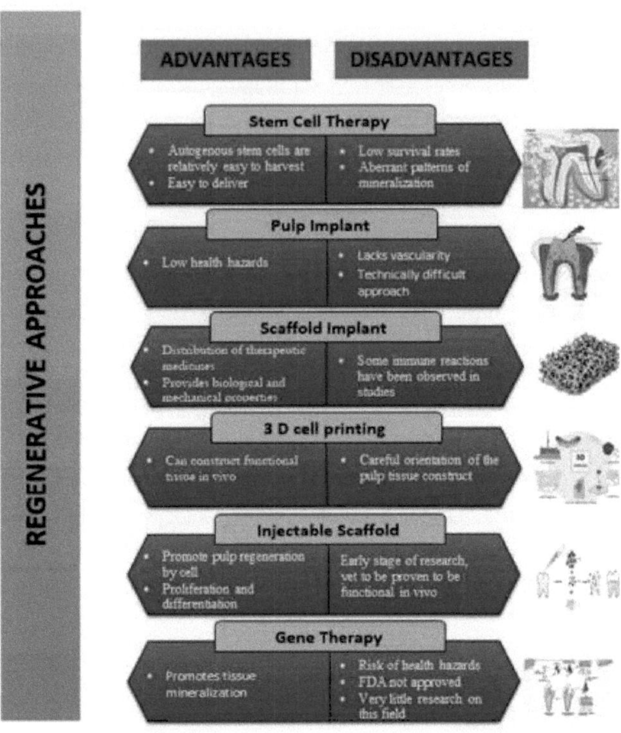

Os procedimentos endodônticos regenerativos baseiam-se no processo de engenharia de tecidos que inclui uma tríade de células estaminais, suportes e factores de crescimento. Algumas novas abordagens biomiméticas na regeneração são:

Os péptidos de auto-montagem P11-4 sofrem uma auto-montagem hierárquica bem caracterizada em estruturas fibrilares tridimensionais. São altamente biocompatíveis com baixa imunogenicidade. Na auto-montagem do P11-4, os grupos aniónicos das cadeias laterais do P11-4 atraem iões Ca++ e provocam a precipitação de hidroxiapatite[160].

Modificadores biomiméticos: São proteínas e factores que têm o potencial de alterar o tecido hospedeiro de forma a regular o processo de cicatrização de feridas. Estes agentes podem atuar tanto a nível local como sistémico. Ajudam na migração celular, fixação, proliferação celular, diferenciação celular e síntese da matriz.

As proteínas morfogénicas ósseas podem induzir a formação de nova dentina. Aumentam a atividade da fosfatase alcalina e a síntese de colagénio nos osteoblastos. A BMP-2 e a BMP-7 ajudam na formação da dentina.[160]

Factores de crescimento: Também conhecidos como morfogénios. Ajudam na hemostase e na cicatrização de feridas. O fator de crescimento derivado das plaquetas (PDGF) desempenha um papel fundamental na quimiotaxia dos neutrófilos, que actua com outros factores de crescimento para produzir colagénio. O fator de crescimento transformador (TGF) induz a deposição de matriz extracelular e a formação de colagénio. O fator de crescimento dos fibroblastos (FGF) desempenha um papel na proliferação dos fibroblastos, na angiogénese e na deposição de matriz. O fator de crescimento endotelial vascular (VEGF) aumenta a permeabilidade vascular ao nível dos capilares. O plasma rico em plaquetas é gerado por centrifugação diferencial e serve como reservatório destes factores de crescimento.

Por detrás do conceito de medicina dentária biomimética está a educação dos clínicos dentários na deteção e remoção de cáries modernas, bem como em restaurações conservadoras da estrutura dentária que se reflectem na maior resistência ao desgaste. Alguns dos conceitos que promovem a medicina dentária biomimética incluem a conservação da polpa dentária, a reparação ou eliminação de defeitos dentários, a remoção da patologia dentária, a preservação e o reforço da estrutura dentária intacta e o adiamento do ciclo de retratamento[161] . Durante as últimas décadas, a abordagem restauradora tem evoluído de forma constante, progredindo da retenção mecânica para a adesão avançada. Os materiais de resina composta e a medicina dentária adesiva tornaram-se ferramentas valiosas neste contexto. Os princípios da medicina dentária biomimética impõem a introdução de materiais de restauração compostos avançados na prática clínica, que devem respeitar mais a natureza e a integridade dos tecidos dentários.

Logicamente, conservar mais do dente intacto é primordial para esta abordagem, que combina perfeitamente com a adesão. À semelhança do dente natural intacto, um dente restaurado adesivamente é mais capaz de lidar e gerir as tensões funcionais. Como resultado, o dente restaurado biomimeticamente elimina as lacunas sob as restaurações e as fissuras na dentina que se desenvolvem como resultado da deformação e das concentrações de tensão, reduzindo ou eliminando a dor e a sensibilidade pós-operatórias e preservando a vitalidade, uma vez que as bactérias não são capazes de invadir e matar a polpa. A flexibilidade natural e a resistência à fratura de um dente também são melhoradas quando este é hidratado pela polpa vital. [162,163]

Os protocolos biomiméticos actuais baseiam-se na "revolução silenciosa" da medicina dentária adesiva que se desenvolveu durante os anos 80 e 90[164,165] . Esta revolução foi promovida por investigadores japoneses que identificaram duas camadas diferentes de dentina cariada que tinham duas caraterísticas diferentes de adesão à dentina. Estes investigadores foram capazes de prever a adesão à dentina utilizando a nova tecnologia de um corante de deteção de cáries, o que permitiu visualizar um ponto final ideal de remoção de cáries na importantíssima "zona de selamento periférica". Numa superfície de dentina livre de colagénio desnaturado, foi possível estabelecer uma ligação à dentina utilizando monómeros polimerizáveis recentemente desenvolvidos que eram tanto hidrofílicos como hidrofóbicos.

Paradigmas biomiméticos :

A medicina dentária restauradora biomimética baseia-se nestes quatro paradigmas básicos:

1. Resistência máxima de ligação.

A redução da tensão de polimerização na camada híbrida em desenvolvimento resulta num aumento de 300% a 400% na resistência de união[166-169]. As forças de ligação da dentina na gama de 30 MPa a 60 MPa estão no mesmo intervalo que as forças de tração do esmalte, da junção dentino-esmalte e da dentina. Esta ligação forte permite que o dente restaurado biomimeticamente funcione e lide com as tensões funcionais como um dente natural intacto.

2. Vedação marginal a longo prazo.

Uma ligação forte e segura permite o estabelecimento e a manutenção de um selamento marginal a longo prazo durante as tensões funcionais[170-172].

3. Aumento da vitalidade da polpa.

Ao manter uma selagem altamente aderente, a restauração irá proporcionar uma função a longo prazo sem cáries recorrentes, fracturas dentárias ou morte da polpa. Um dente vital é também três vezes mais resistente à fratura. [173]

4. Diminuição da tensão residual.

A tensão residual, embora difícil de visualizar, leva à deformação da cúspide, descolagem, lacunas, fissuras, dor e sensibilidade, e cárie recorrente. A redução da tensão residual, mantendo a máxima resistência de união possível, é o objetivo final de qualquer técnica de restauração biomimética.[174,175]

PROTOCOLOS BIOMIMÉTICOS DE RESTAURAÇÃO:

Existem protocolos de restauração biomimética que os médicos dentistas devem seguir e que se dividem em dois grupos principais:

a) redução do stress e

b) protocolos de maximização de obrigações.

Os protocolos de redução do stress incluem:

Este grupo inclui 10 protocolos-chave de redução do stress, que promovem a redução do stress na camada híbrida em desenvolvimento, à medida que esta se forma e ao longo da vida da restauração em função:

1) A utilização de restaurações indirectas ou semidirectas para as substituições do esmalte oclusal e interproximal.

Uma técnica indireta é a técnica com maior redução de stress. Reduz o volume do material de restauração em contração. Isto também reduz a tensão residual .[176,177]

2) Dissociação com o tempo.

Este protocolo estabelece que a tensão de contração da polimerização para a ligação à dentina em desenvolvimento da camada híbrida deve ser minimizada durante um determinado período de tempo (ou seja, 5 a 30 minutos), mantendo os incrementos iniciais numa espessura mínima (ou seja, menos de 2 mm). Esta espessura mínima impede a ligação, ou "acoplamento", da dentina profunda ao esmalte ou à dentina superficial antes de a camada híbrida estar amadurecida e próxima da força total. Este procedimento neutraliza a "Hierarquia da Bondabilidade", que afirma que a retração do compósito se move em direção (ou "flui" em direção) às paredes do preparo que são mais mineralizadas e secas e se afasta das paredes do preparo que são mais húmidas e orgânicas [178-180].

3) A redução da espessura de incremento dos compósitos (< 2 mm) nas superfícies de dentina.

Isto assegura que a dissociação com o tempo é corretamente alcançada e que o fluxo do compósito não se afasta da dentina profunda durante a fase inicial do desenvolvimento da camada horizontal. Esta é a solução para o problema da geometria complexa de um preparo e as tensões de configuração resultantes, que são conhecidas como tensões de "Fator C"[181,182]. Os pequenos incrementos de volume estão sempre associados a pequenos rácios de áreas de superfície ligadas e não ligadas; assim, as tensões elevadas de fator C podem ser reduzidas a tensões de "micro-fator C". Este é o protocolo básico da técnica do compósito direto com redução de tensões.

4) Para restaurações de grandes dimensões, colocar inserções de fibra no pavimento pulpar e/ou nas paredes axiais para minimizar a tensão sobre a resistência de união em desenvolvimento da camada híbrida .[182]

As redes de fibras permitem que o compósito de cada lado da rede se mova em direcções diferentes através do microdeslocamento das fibras tecidas. A rede de polímeros continua a estar altamente ligada, mas a contração da polimerização não exerce tensão sobre a camada híbrida[183].

5) A seleção de técnicas de polimerização de arranque lento ou activadas por impulsos[184].

6) A utilização de compósitos de substituição da dentina com baixa retração (< 3%) e com um módulo de elasticidade entre 12-20 GPa[184].

7) Ao restaurar câmaras pulpares em dentes não vitais, utilize um compósito de polimerização dupla com o modo de polimerização química ativo durante os primeiros cinco minutos . [185]

O volume do compósito não é tão crítico para os compósitos quimicamente curados porque a iniciação química da polimerização é muito lenta (4 minutos a 5 minutos). Esta polimerização lenta permite tempo suficiente para que o sistema de ligação à dentina amadureça numa camada híbrida forte.

8) Remoção de fissuras na dentina até 2 mm da junção dentina-esmalte.

Esta área é referida como a "zona de selamento periférica". Remover todas as fissuras de dentina dentro da zona de selamento periférica até uma profundidade de 5mm da superfície oclusal e até uma profundidade de 3mm inter-proximalmente da parede axial. Se forem deixadas fissuras na dentina sob a restauração, os micro-movimentos em função permitirão que as fissuras se tornem mais longas (i.e., propagação de fissuras)[186]. As fissuras maiores propagam-se com forças mais pequenas do que as fissuras mais curtas; por isso, recomenda-se a remoção da maior quantidade possível de dentina fissurada sem expor a polpa.

9) Limitar as cúspides do onlay a uma espessura inferior a 2 mm após a remoção da cárie e da dentina fissurada.

Isto irá alterar as forças na camada híbrida de predominantemente de tração para predominantemente de compressão, o que ajuda a reduzir a fadiga da ligação . [187]

10) Verticalizar as forças oclusais para reduzir a tensão de tração na restauração e na região cervical do dente. [188]

Isto pode ser feito restaurando a orientação anterior com compósito colado na superfície lingual das cúspides maxilares e/ou nas superfícies faciais das cúspides mandibulares.

Os protocolos de maximização de obrigações incluem:

1) Estabelecer uma zona de selagem periférica livre de cáries.

Conseguir uma zona livre de cáries de 2mm a 3mm circunferencialmente à volta da cavidade sem expor a polpa. Dentro da zona de selagem periférica, a escavação de cáries deve ser limitada a uma profundidade de 5mm, medida no eixo longo a partir da superfície cavo-oclusal. Medindo a partir do dente proximal, a profundidade de escavação deve ser limitada a 3mm a partir da superfície cavo-proximal. [163]

2) Reparação de restaurações em compósito através da aplicação de técnicas de modificação da superfície dos compósitos (abrasão a ar, silano, etc.)

O ar abrasa as superfícies de compósito para colagem/cimentação. Isto aumentará a força de adesão à dentina normal e cariada. Também irá alterar o modo de falha para eliminar falhas na camada híbrida. Ao aderir à base de compósito de uma restauração biomimética, a abrasão a ar maximizará a ligação entre compósito e compósito. [189]

3) Biselagem do esmalte antes da restauração

Biselar o esmalte ao longo das hastes de esmalte para aumentar a resistência da ligação. [190]

4) Desativação das metaloproteinases da matriz (clorhexidina a 2%, etc.)

Isto evita que 25% a 30% da força de ligação seja degradada[191]. A desativação pode ser conseguida utilizando um tratamento de 30 segundos com clorexidina a 2% (por exemplo, Consepsis, Ultradent), cloreto de benzalcónio (por exemplo, Micro-Prime B, Danville ou Etch 37, Bisco), ou um sistema de ligação à dentina com o monómero MDPB (por exemplo, SE Protect, Kuraray).

5) Utilizar sistemas de ligação de referência.

Utilizar um sistema de fixação de dentina padrão-ouro que possa atingir uma resistência de microtração de 25 MPa a 35 MPa no esmalte e de 40 MPa a 60 MPa em superfícies planas de dentina. Os dados disponíveis indicam que os sistemas de ligação de dentina de condicionamento ácido total de três passos e os sistemas de ligação de dentina auto-condicionante de dois passos oferecem o melhor desempenho clínico. A utilização do selamento imediato da dentina (pode aumentar a resistência à microtração até 400%)[192] .

6) Utilizar o selamento imediato da dentina.

A aplicação e polimerização de agentes de ligação à dentina no momento da preparação (e antes de se efetuar uma impressão) tem inúmeras vantagens e, em última análise, aumentará a resistência da ligação por microtração em 400% quando comparada com a abordagem tradicional de ligação à dentina na consulta de cimentação[193] . Isto é fundamental para obter uma força de adesão máxima.

7) Revestir com resina o selamento dentinário imediato.

Isto pode ser feito com uma resina fluida ou um compósito restaurador de baixa viscosidade com um módulo de elasticidade de cerca de 12 GPa (ou seja, o mesmo que a dentina profunda). Isto assegura que o sistema de ligação à dentina é totalmente polimerizado, mesmo que a pressão da transudação do fluido pulpar (em conjunto com a camada inibida pelo ar) tenha tornado o adesivo demasiado fino para ser polimerizado devido à inibição do ar. Assim que o sistema de ligação à dentina é revestido com resina e o revestimento de resina é polimerizado à luz, a inibição do ar e a transudação param. Este passo também cria uma "ligação segura", o que significa que se o onlay alguma vez se desalojar do revestimento de resina, o revestimento de resina permanecerá ligado à dentina selada[194-196]. Alguns sistemas de ligação à dentina têm adesivos mais espessos e altamente preenchidos (isto é, cerca de 80 microns). Estes sistemas de adesão à dentina podem atuar como um revestimento de resina. Exemplos incluem OptiBond FL (Kerr), All Bond 3 (Bisco), e PQ1 (Ultradent)

8) Obter uma elevação profunda da margem.

Uma margem de caixa subgengival precisa de ser colada e elevada para uma posição supra-gengival para obter uma resistência de micro-tensão biomimética superior a 30 MPa. Esta elevação profunda da margem, em conjunto com o selamento imediato da dentina, o revestimento de resina e a "substituição de dentina" composta, é referida como a "bio-base" - um termo utilizado pela Academia de Medicina Dentária Biomimética para a base altamente aderida e com tensão reduzida à qual o inlay ou onlay indireto ou semi-direto será aderido[197,198].

O conceito DME aplica-se a preparações para restaurações inlay/onlay adesivas semi-diretas e indirectas, especialmente as fabricadas com impressões ópticas e CAD/CAM, quando as margens gengivais não podem ser isoladas apenas com dique de borracha.

A DME é obtida através da colocação direta de resina composta utilizando uma matriz de Tofflemire curva modificada para elevar a margem gengival a um nível em que possa ser selada com um dique de borracha durante a entrega da restauração, permitindo a remoção adequada do excesso de resina composta de cimentação antes da polimerização. A DME deve ser sempre realizada diretamente após a IDS, sob um dique de borracha, e apenas se a margem puder ser isolada adequadamente com uma matriz de Tofflemire modificada. Caso contrário, esta técnica é contra-indicada. Deve ser efectuada uma radiografia bitewing para avaliar a adaptação da resina composta na área gengival (ausência de espaços ou saliências) antes de proceder à impressão final. Também é necessário um acompanhamento cuidadoso para avaliar a saúde dos tecidos moles e a potencial necessidade de intervenção cirúrgica. Sempre que possível, a DME deve ser efectuada antes do tratamento endodôntico para beneficiar do melhor isolamento durante a terapia de canal.

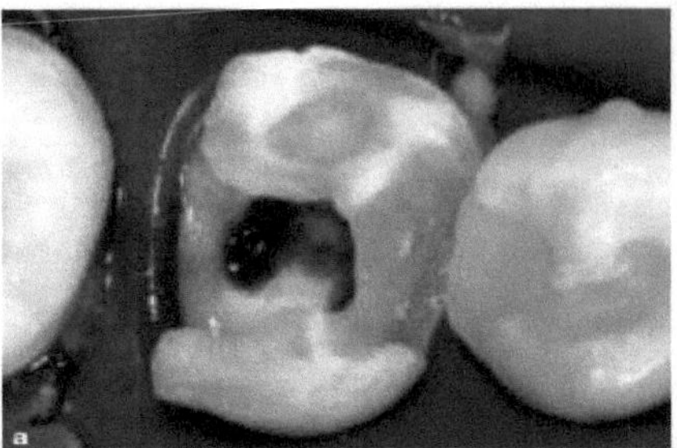

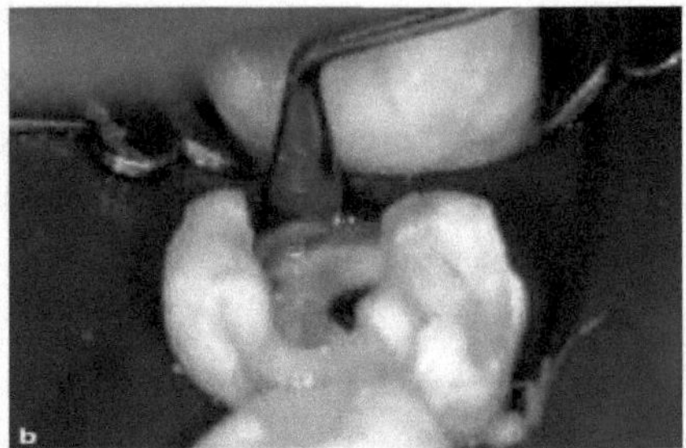

Typical clinical situation demonstrating the difficulty of isolating the deep distal margin on the mandibular first molar due to *(a)* saliva and blood leakage as well as *(b)* rubber dam slippage over the margin. This situation is the ideal indication for DME.

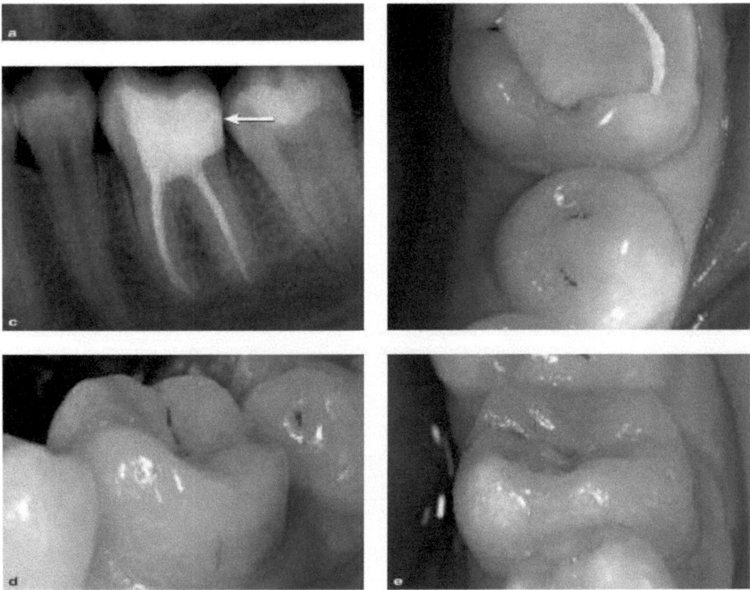

Figs 2a to 2e *(a)* Preoperative periapical radiograph of a clinical case. Margin elevation was used. Situation *(b)* before endodontic retreatment and *(c)* after adhesive luting of an indirect composite resin ndicates the distal margin of the onlay). *(d and e)* The final postoperative results were successful.

Os seguintes elementos são fundamentais para o êxito da DME:

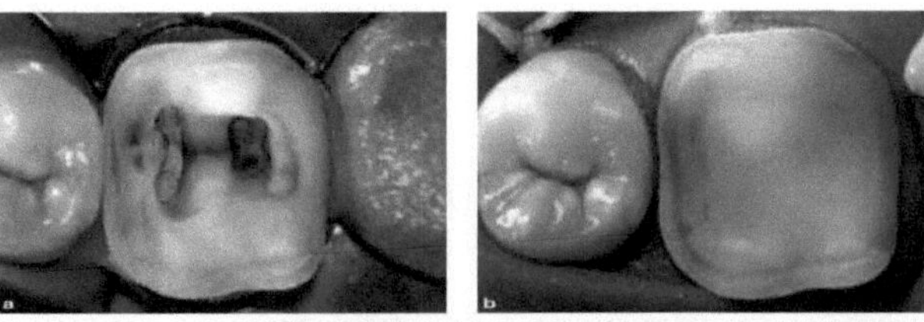

(a) Elevated distal margin used to facilitate endodontic retreatment. Final prepara- ollowing placement of a glass-ionomer barrier and additional composite resin as a base. *(b)* Clinical photograph taken just before adhesive luting of the indirect ceramic onlay showing perfect isolation and ideal conditions for delivery.

1. Deve dar-se preferência a uma matriz curva (Greater Curve ou uma "matriz banana" semelhante). Uma matriz tradicional pode permitir o isolamento e a elevação de margens localizadas acima da junção cemento-esmalte (JCE); no entanto, para margens localizadas na área da JCE, uma matriz tradicional irá normalmente gerar um perfil e contorno de emergência gengival insuficiente.

2. Devem estar presentes paredes vestibulares e linguais suficientes da estrutura dentária residual para suportar a matriz. A elevação localizada é possível, mas a elevação prolongada nas direcções vestibular e lingual será normalmente limitada pela instabilidade e colapso da matriz

3. A altura da matriz deve ser reduzida para 2 a 3 mm (ligeiramente mais alta do que a elevação desejada). A estreiteza da matriz permitir-lhe-á deslizar sub-gengivalmente e selar a margem de forma mais eficiente. Tipicamente, não é possível a formação de cunha.

4. No caso de dentes tratados endodonticamente, o clínico deve assegurar-se de que a terapia do canal radicular foi bem sucedida. Além disso, deve ser colocada uma barreira de ionómero de vidro para cobrir o acesso aos canais. A DME também pode ser utilizada para estabelecer um isolamento

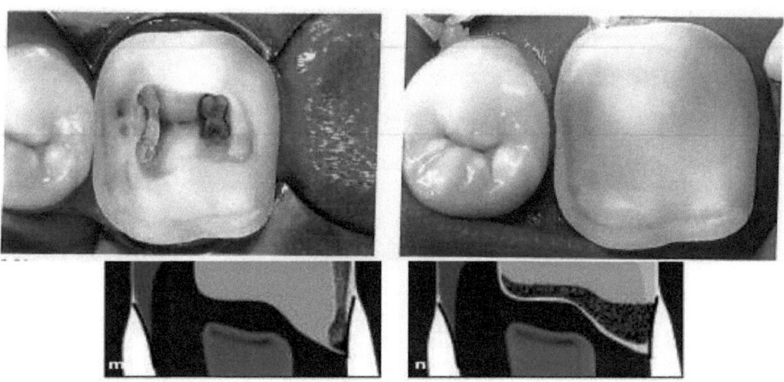

adequado antes da terapia do canal radicular.

5. Após a colocação da matriz, a margem gengival deve ser selada pela matriz e não deve ficar qualquer tecido gengival ou dique de borracha entre a margem e a matriz.

6. Antes da colagem, a margem deve ser suavemente re-preparada utilizando uma broca de diamante fina ou pontas oscilantes (por exemplo, pontas Hemisphere ou Prep Ceram, KaVo) com abundante pulverização de água. Isto assegurará a eliminação de detritos e outras contaminações da dentina que possam ter ocorrido durante a colocação da matriz.

Retoque das margens (Hemisphere Tip, KaVo). Aplicação de IDS e base.

7. O IDS deve ser aplicado utilizando um adesivo de dentina de três passos, de condicionamento e enxaguamento (por exemplo, Optibond FL, Kerr) no preparo na presença da matriz, seguido da colocação de uma base de resina composta que irá deslocar a margem em aproximadamente 2 mm (um a dois incrementos). Esta parte do procedimento é semelhante à de uma restauração direta de resina composta.

8. Podem ser utilizados vários tipos de resina composta para a elevação (restauração tradicional ou fluida). Quando é utilizado um material de restauração micro-híbrido ou nano-híbrido, recomenda-se o pré-aquecimento do material (Calset, AdDent) para facilitar a colocação e minimizar o risco de lacunas entre camadas. Recomenda-se a polimerização final através de uma camada de gel de glicerina (bloqueio de ar).

9. Uma vez que a margem esteja elevada, a preparação pode ser completada com a eliminação cuidadosa do excesso de resina composta à volta do dente, utilizando uma lâmina n.º 12 ou um raspador de foice. 12 ou um raspador de foice. O uso do fio dental interdental é usado para verificar a ausência de saliências e flash. Recomenda-se também a preparação de todas as margens do

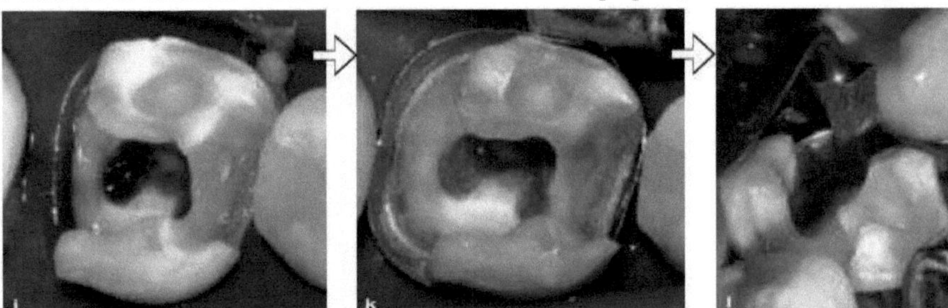

Figs 4j to 4l Clinical situation *(j)* before and *(k)* after matrix placement and *(l)* margin refinishing (Prep Ceram Tip, KaVo).

esmalte para remover o excesso de resina adesiva.

10. Finalmente, deve ser efectuada uma radiografia de bitewing para assegurar que não existem excessos ou espaços antes de proceder à preparação final e às impressões.

11. A técnica matrix-in-a-matrix representa a opção final no caso de uma lesão extremamente profunda e localizada. Esta técnica consiste em fazer deslizar um fragmento seccionado de matriz metálica entre a margem e a matriz existente.

DME com a técnica matrix-in-a-matrix. (a) Lesões extremamente profundas mas localizadas (esquerda) podem não ser alcançadas apenas com a matriz circunferencial curva. Depois de a soltar ligeiramente, pode ser inserida uma peça retangular seccionada de matriz metálica entre a margem e a matriz circunferencial (centro), de modo a alcançar mais a área subgengival. A matriz circunferencial é então novamente fixada (direita). (b) Radiografia Bitewing mostrando uma lesão de cárie perfurante na distal do primeiro pré-molar. (c) O paciente teve de ser visto na urgência para extirpação da polpa e colocação de uma restauração provisória. Antes da terapia endodôntica final, a capacidade de restauração do dente foi avaliada através do processo de elevação da margem. (d) Foi utilizada a matriz modificada. (e) A matriz circunferencial facilita a limpeza da cárie, protegendo os tecidos moles e impedindo que o dique de borracha fique preso na broca (os detritos da restauração provisória ainda são visíveis). (1) As pontas oscilantes são usadas para limpar a margem, mas ainda há uma lacuna com a matriz (g). (h e i) Um fragmento seccional de uma matriz regular é inserido entre as margens e a primeira matriz. Uma pequena "bola" de fita de Teflon é inserida entre as duas matrizes () e condensada apicalmente (usando uma sonda periodontal) o mais próximo possível da margem e da concavidade (k a m)

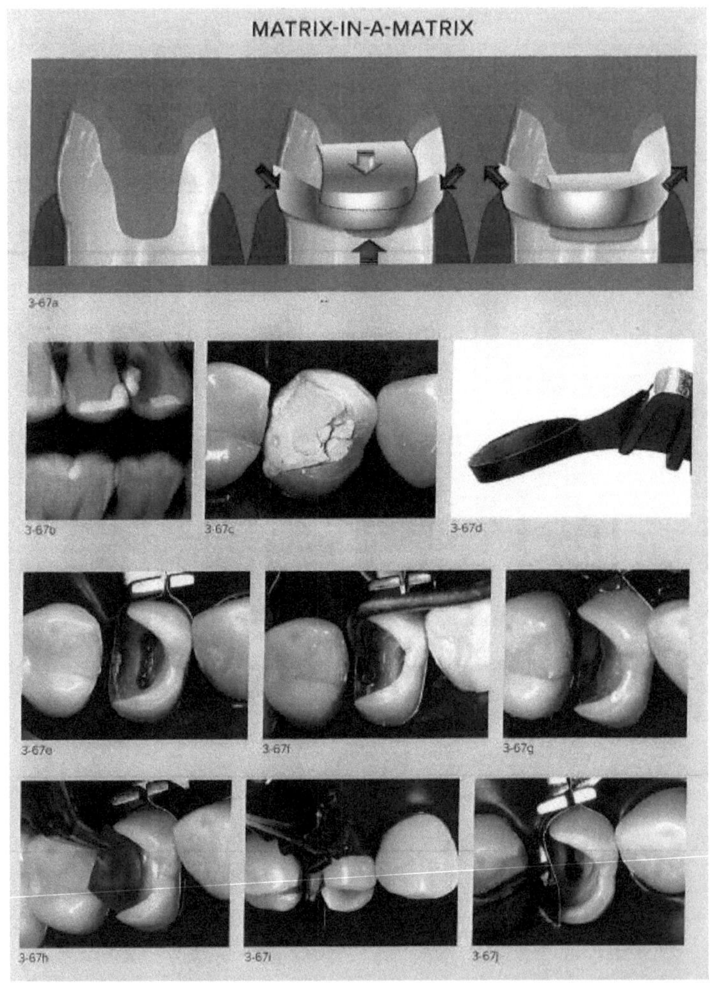
MATRIX-IN-A-MATRIX
3-67a
3-67b
3-67c
3-67d
3-67e
3-67f
3-67g
3-67h
3-67i
3-67j

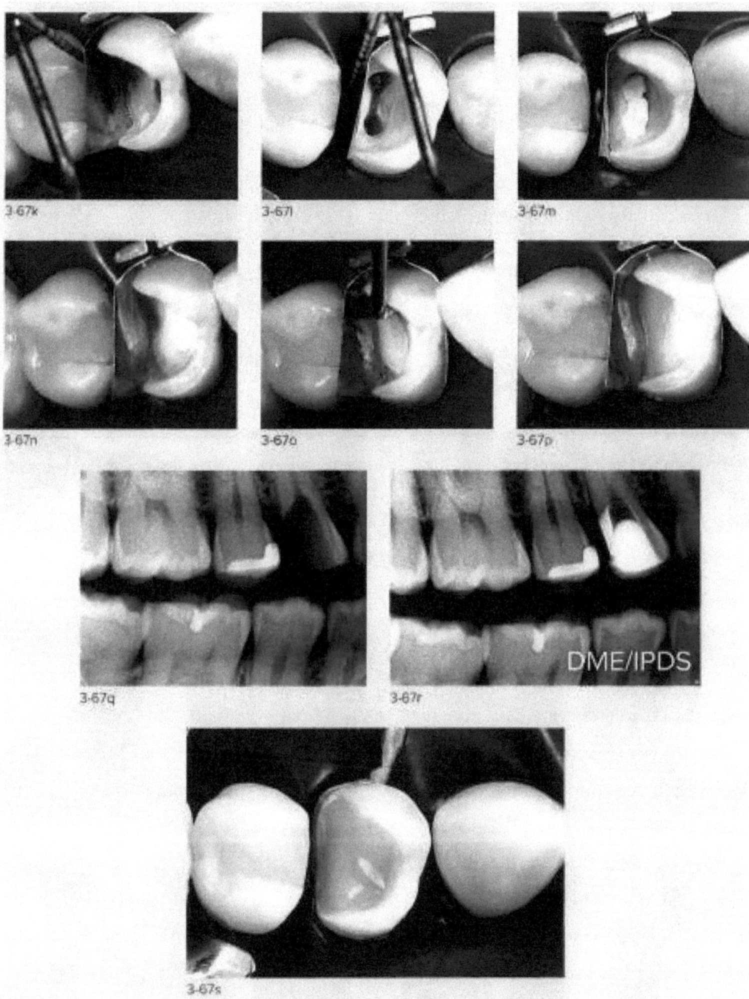

FIG 3-67 *(cont)* Teflon tape was used to temporarily close the canals during this pre-endodontic IDS (also called IPDS, or immediate pre-endodontic dentin sealing; see chapter 4, Table 4-4, point 18). The margin was then sealed (along with the rest of the dentin) with OptiBond FL *(n)* and elevated with several increments of regular composite resin material (Z100, *o and p*). *(q and r)* Pre- and post-elevation radiographs show successful elevation. The patient was then sent for final root canal therapy, which was facilitated by the new margin location. The margin was then reprepared and lowered to the level of the gingiva (to provide optimal emergence for the future onlay), and more composite resin was added to close the endodontic access and restore the pulp "ceiling" *(s)*.

SELAGEM IMEDIATA DA DENTINA (IDS):

O IDS é um conceito universal segundo o qual a dentina recém-cortada é selada com um sistema adesivo imediatamente após a preparação (antes da impressão) para inlays/onlays/veneers e até coroas.

Passos fundamentais para o IDS:

Existem 10 passos fundamentais para obter uma IDS bem sucedida

1. Para o ETT, deve ser colocada uma barreira GIC para isolar o cimento endodôntico dos solventes do primário adesivo. Este passo pode ser omitido nos dentes vitais.

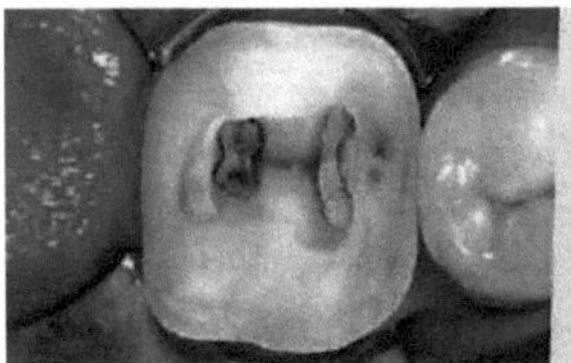
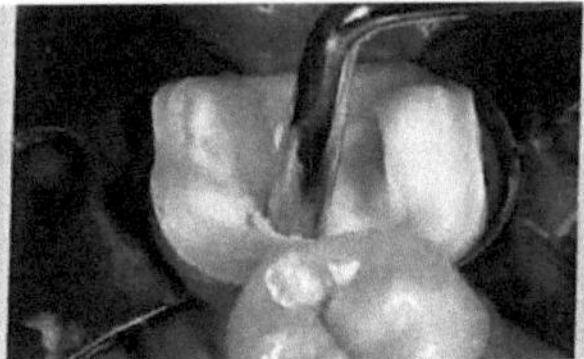
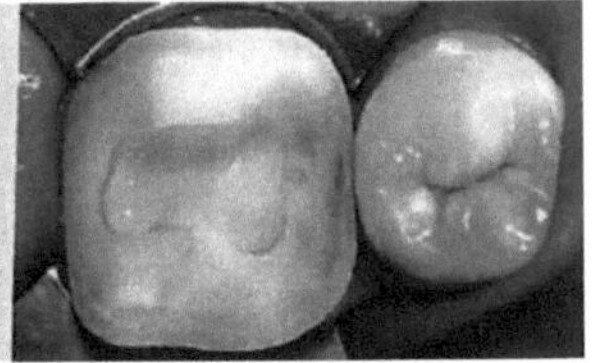

2. A superfície da dentina deve ser refrescada com uma broca de diamante rugosa (para adesivos total-etch) ou com uma broca de carboneto multi-canal (para adesivos self-etch). As brocas de diamante produzem uma superfície mais rugosa (aumento da área de superfície, algo semelhante à rugosidade da junção dentina-esmalte) mas também mais camada de smear layer, o que é compatível com os sistemas total-etch porque removem a camada de smear layer. As colas auto-condicionantes, no entanto, não têm um bom desempenho na presença de uma camada de smear layer espessa . [199]

3. O sistema adesivo é aplicado na dentina recém-cortada de acordo com as instruções do fabricante. Os adesivos preenchidos são preferidos porque podem ser radiopacos e produzem um revestimento de resina mais uniforme[200] . A diluição do adesivo com ar não é recomendada para IDS, de modo a manter uma espessura consistente de resina[200] . A camada mais espessa de resina adesiva é preferível para antecipar a abrasão de partículas transportadas pelo ar imediatamente antes da entrega da restauração[201] . Quando se utilizam sistemas adesivos simplificados e não preenchidos (que são finos por natureza), recomenda-se a proteção da resina de ligação utilizando um revestimento fluido

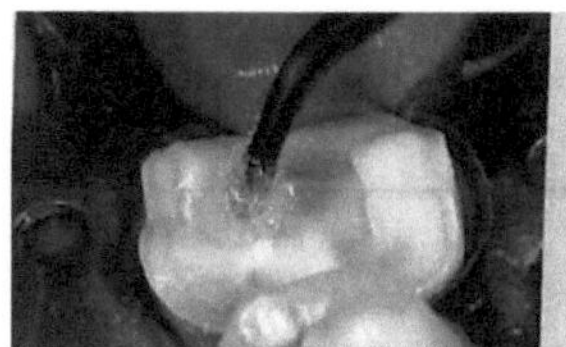
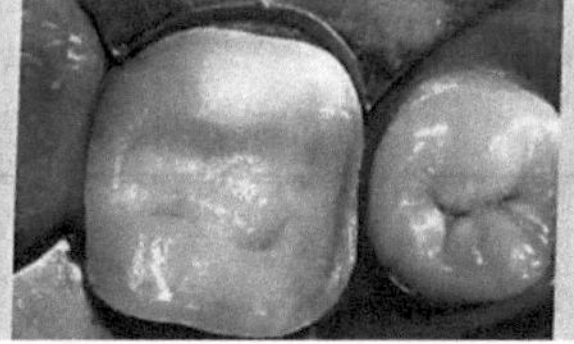
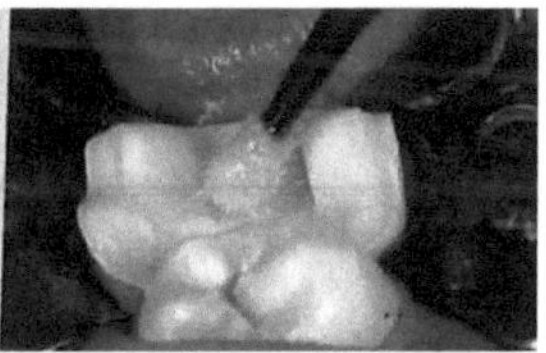

4. Opcional: Aplicação e polimerização de adições de resina composta (material de restauração regular micro ou nano-híbrido) para melhorar a geometria da preparação, bloquear os cortes inferiores, reforçar as cúspides restantes e, possivelmente, elevar as margens profundas

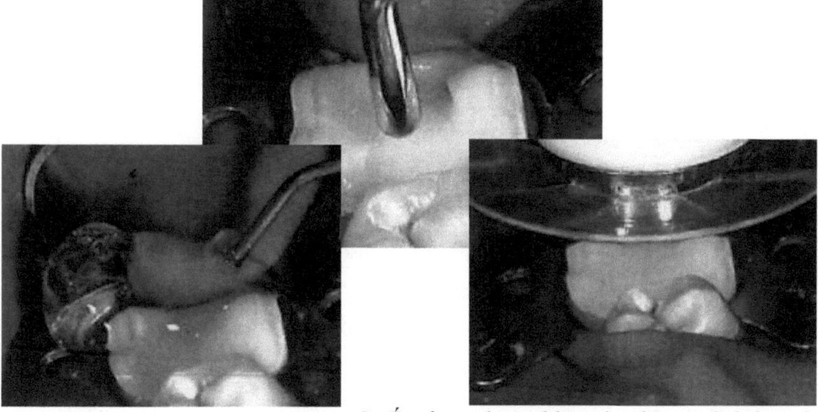

5. É efectuado o bloqueio do ar. Cobrir toda a preparação com gel de glicerina e polimerizar novamente para minimizar a camada inibida pelo oxigénio.

6. Todas as margens do esmalte são retocadas para eliminar possíveis excessos de resina adesiva. O acabamento interdentário para inlays é melhor conseguido com as pontas oscilantes Prep Ceram

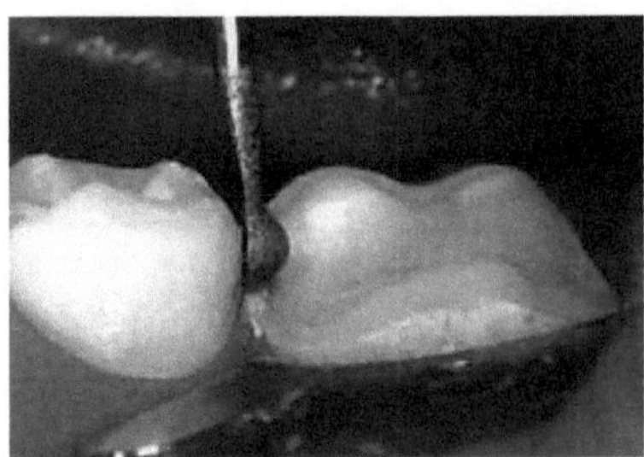

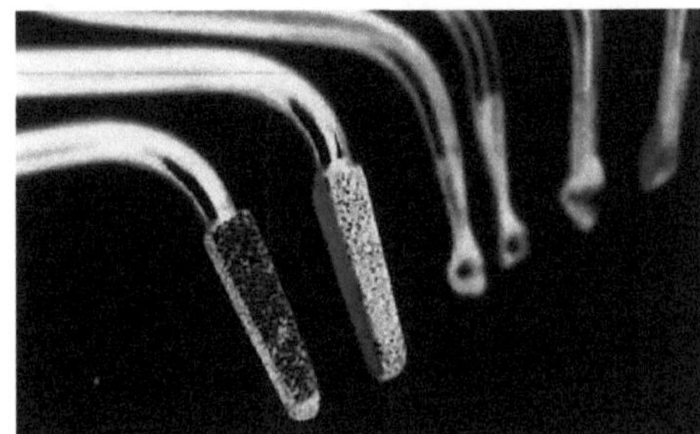

7. A superfície de preparação é suavemente pumificada para remover detritos e restos da camada inibida pelo oxigénio. Se não forem removidos, esses restos interferirão com a fixação dos materiais de impressão de silicone[202,203] . Este passo pode ser saltado quando se utilizam moldes ópticos.

8. Impressão final utilizando preferencialmente materiais de polivinil siloxano (PVS). Os materiais de poliéter devem ser evitados, uma vez que podem aderir à camada de IDS (exceto se a IDS estiver completamente coberta com resina composta, regular ou fluida)[204] .

9. A preparação do dente é isolada com uma camada espessa de vaselina antes da aplicação de materiais provisórios à base de resina. O PMMA e os materiais de resina macia (por exemplo, Fermit, Ivoclar Vivadent), bem como os cimentos provisórios à base de resina (por exemplo, Temp-Bond Clear, Kerr) aderem fortemente à camada de IDS. A utilização de um meio de separação (por exemplo, uma camada espessa de vaselina ou uma camada única de Pro-V Coat da Bisco) facilitará a remoção das restaurações provisórias quando o paciente regressar para a entrega da restauração.

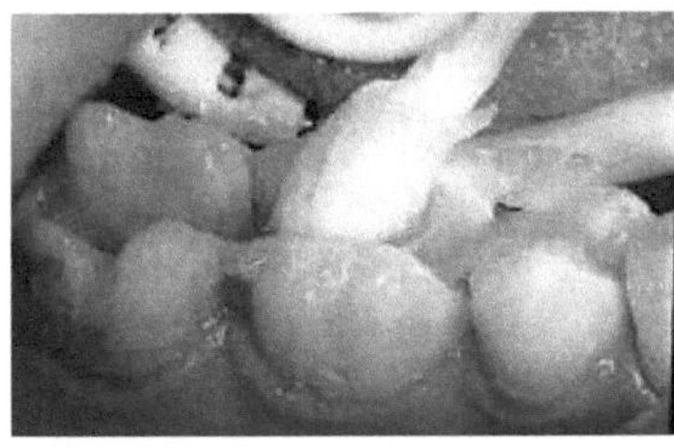

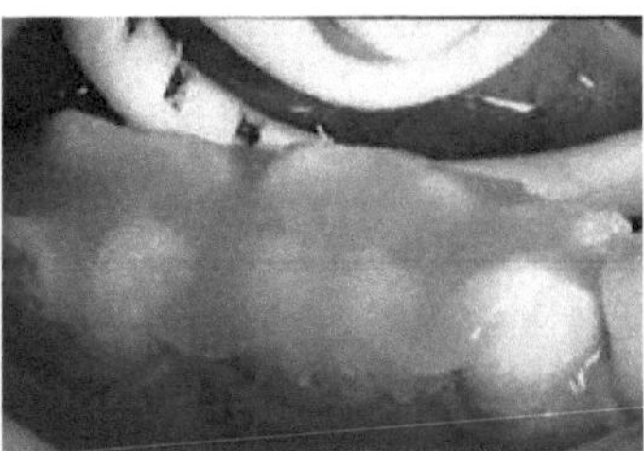

10. É efectuada uma abrasão cuidadosa da superfície de preparação com partículas de ar, imediatamente antes da entrega da restauração (antes do condicionamento do esmalte), de modo a assegurar uma ligação forte entre a resina e a restauração[205] . A abrasão a ar é seguida de condicionamento/enxaguamento/secagem do esmalte e aplicação de resina adesiva em toda a superfície do preparo (sem polimerização até que a restauração esteja completamente assentada). Não é necessário um primário de dentina, exceto se a dentina tiver sido omitida com o IDS original ou re-exposta durante a limpeza do preparo.

A utilização de IDS tem sido documentada desde o início da década de 1990. Quando uma área significativa de dentina foi exposta durante a preparação do dente, é fortemente aconselhado aplicar imediatamente uma resina adesiva de baixa viscosidade na dentina recém-cortada, de acordo com as instruções do fabricante. A IDS é aplicada imediatamente antes de efetuar uma impressão. Foi proposto pela primeira vez por Ikonoshi[206] e Nikaido et al.[207] sob o nome de "técnica de revestimento de resina" em 1992. Outros chamaram a este procedimento "selamento da dentina" ou "colagem dupla". As extensas revisões da literatura apoiam a IDS e existem muitas razões para justificar a sua utilização:

1. Colagem em dentina recém cortada. A dentina pode ser considerada "limpa" imediatamente após a preparação do dente. Os materiais de impressão são capazes de penetrar e permanecer presos dentro dos túbulos dentinários durante os procedimentos de impressão[208]. Pela mesma razão, a contaminação durante a provisionalização pode reduzir o potencial de adesão à dentina, pelo que se recomenda o corte a baixo torque e a baixa velocidade com uma broca de diamante (para sistemas adesivos total-etch que removem a camada de smear layer) ou uma broca de carboneto (para sistemas self-etch) imediatamente antes da IDS.

2. Espessura de pré-polimerização e estabilização da camada híbrida. Quando a ligação à dentina é efectuada durante a entrega da restauração final, a resina adesiva não é polimerizada para permitir o assentamento completo da restauração. Isto leva a um colapso da camada híbrida de resina-colagénio sob a pressão criada durante o assentamento da restauração e causa uma perda significativa da resistência de união[209-211]. Alguns clínicos sugeriram que a resina adesiva fosse afinada ao ar e polimerizada numa espessura que não impedisse o assentamento da restauração. Como tal, é essencial reconhecer o efeito inibitório do oxigénio na polimerização das resinas, que pode facilmente atingir uma profundidade de 40 microns (em comparação com 1-3 microns para a camada híbrida) e influenciar a qualidade da adesão à dentina[212]. Os adesivos finos não polimerizam bem devido à camada de inibição de oxigénio[204]. Assim, a única forma de obter um revestimento de resina espesso e consistente e uma camada híbrida bem polimerizada é aplicar o agente de ligação à dentina antes de efetuar a impressão. Um sistema adesivo preenchido e radiopaco, como o Opti-Bond FL, é o mais adequado para atingir os objectivos acima mencionados. Outros sistemas adesivos (menos preenchidos ou não preenchidos) terão um melhor desempenho com o IDS quando cobertos com um liner fluido, 0-2 São registadas espessuras mais elevadas de resistência de união e de zona de interdifusão (camada híbrida) quando se utiliza o IDS .[213]

3. Colagem selectiva de dentina húmida. O esmalte é normalmente seco ao ar antes da colagem, o que pode ser difícil de conseguir quando a colagem da dentina é efectuada em simultâneo com a

colagem do esmalte (durante a entrega da restauração). Com a IDS, o foco é apenas a colagem húmida da dentina (fase 1, preparação do dente), enquanto a colagem seca do esmalte pode ser o foco durante a entrega da restauração (fase II).

4. Carga retardada da ligação à dentina. Quando se utilizam técnicas indirectas, a preparação selada do dente é provisoriamente restaurada sem colagem. A camada de IDS fica assim livre de tensões até à entrega da restauração. Este atraso (mínimo de 24 horas) permite a maturação da ligação à dentina (potencialmente 15%-25% de aumento)[214]. O adiamento da carga oclusal resulta também numa melhor adaptação da restauração. A entrega da restauração pode ser adiada até 12 semanas sem comprometer a adesão de resina a resina à camada de IDS existente

5. Diminuição da fuga bacteriana durante a fase provisória. Não existem restaurações provisórias perfeitamente seladas. A menos que a IDS seja utilizada, os túbulos dentinários abertos podem ser colonizados por bactérias.

6. Diminuição da sensibilidade durante a provisionalização. Os pacientes com restaurações provisórias podem sentir um desconforto substancial. O IDS evitará qualquer tipo de sensibilidade durante essa fase.

7. Diminuição da sensibilidade pós-operatória. Como explicado anteriormente na razão #2, sem IDS, a camada híbrida não polimerizada irá colapsar e potencialmente deixar um espaço após a polimerização e contração do agente de cimentação. De acordo com a teoria hidrodinâmica, o fluxo de fluido para fora dos túbulos dentinários para este espaço é a causa potencial da sensibilidade da dentina e acontecerá normalmente após a libertação da carga oclusal. A técnica IDS não só proporciona uma adaptação interna superior, como também o comprimento do espaço interfacial é reduzido de 86% (sem IDS) para apenas 7%[215] . Foi mesmo observada uma redução da hipersensibilidade pós-cimentação através da IDS aquando da colocação de próteses parciais fixas.

8. Melhor preparação do dente e adaptação da restauração. Juntamente com o conceito de bio-base, a IDS permite a criação de uma melhor geometria para alisar o pavimento e preencher quaisquer cavidades na preparação do dente. Os ângulos arredondados da IDS e as superfícies mais lisas são preferidos para a digitalização ótica ou para o trabalho tradicional de laboratório (por exemplo, menos espaçador de matriz necessário). Os instrumentos de acabamento (por exemplo, broca de diamante fina) podem ser omitidos devido à suavidade do revestimento de resina preenchida. Consequentemente, vários estudos demonstraram que o ajuste interno das restaurações CAD/CAM é melhorado pela aplicação da IDS .[216]

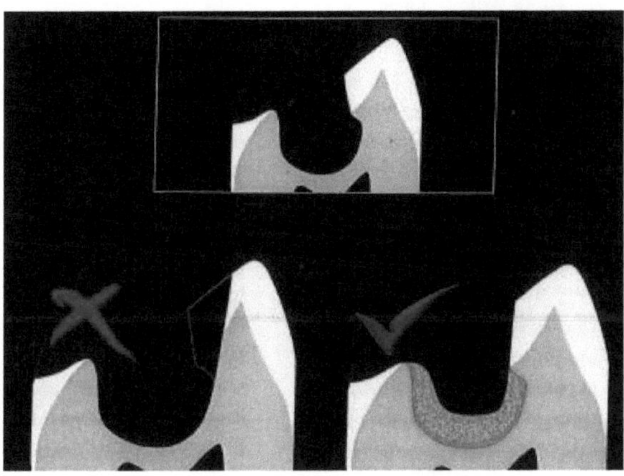

9. Reforço da estrutura dentária remanescente. As cúspides comprometidas deixadas após a remoção das restaurações de amálgama podem ser reforçadas aditivamente pela bio-base (IDS mais resina composta). As restaurações provisórias de resina macia podem ter um efeito de cunha nas cúspides comprometidas se não forem reforçadas pela ligação aditiva da bio-base. As cúspides que normalmente necessitariam de sobreposição podem ser preservadas.

10. Conservação de tecidos - adesão vs. forma de retenção/resistência. A camada de IDS converte a superfície do preparo num substrato adesivo. Qualquer tipo de preparação apresenta uma força de adesão melhorada, incluindo preparações de coroas. Uma vez que os cimentos de ionómero de vidro e de resina podem potencialmente aderir à superfície de IDS, a necessidade de retenção e forma de resistência é minimizada. No caso de coroas de cobertura total, o IDS permite preparos mais curtos e afilados (substituição da retenção mecânica pela adesão), evitando a colocação de margens subgengivais ou o uso de alongamento cirúrgico da coroa e até mesmo a necessidade de endodontia (para buscar retenção intra-radicular). A resistência ao deslocamento quando se utiliza

um revestimento de resina é tão elevada que pode ultrapassar a resistência do dente (fratura coesiva da dentina), a IDS pode mesmo beneficiar restaurações monolíticas de zircónia .[217]

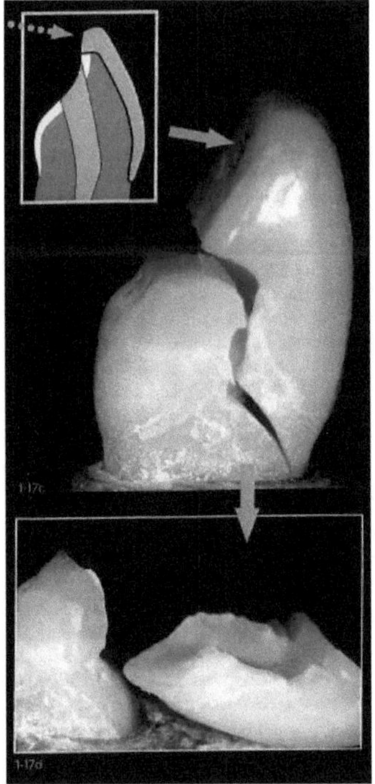

11. Efeito de reforço em coroas, onlays e facetas de cerâmica. A adesão optimizada obtida através de uma IDS adequada também aumenta a resistência à fratura de coroas totais de cerâmica e de facetas/ onlays anteriores e posteriores[218] . Também aqui, uma espessura de película de IDS suficiente revela-se essencial, razão pela qual os adesivos finos (simplificados) têm de ser complementados com um revestimento fluido para polimerizar corretamente. O conceito só funciona porque esta camada é capturada na impressão como parte da preparação.

12. Procedimentos de prova facilitados. O efeito de dessensibilização completa da dentina do IDS permite a remoção de restaurações provisórias sem necessidade de anestesia. A integração de coroas ou facetas pode ser avaliada em relação aos contornos naturais dos lábios. A propriocepção óptima para ajustes oclusais também é facilitada porque os estudos demonstraram um aumento da força de mordida sob anestesia .[219]

13. Melhoria da compatibilidade entre adesivos e cimentos de dupla polimerização. Quando a ligação à dentina é efectuada durante a entrega da restauração, os componentes ácidos de alguns sistemas adesivos simplificados (especialmente os all-in-one) interagem com os componentes autopolimerizáveis dos agentes de cimentação de dupla polimerização[220]. A aplicação do adesivo e da bio-base de resina composta separadamente (antes da impressão) elimina potencialmente esta interação durante a entrega da restauração. Utilização sistemática de materiais de cimentação activados por luz. No caso de a resina composta de cimentação não polimerizar de forma ideal (por exemplo, sob restaurações espessas), a camada de IDS actua como uma barreira bem polimerizada que impede a lixiviação de monómeros não polimerizados para a dentina. Isto diminui potencialmente a necessidade de cimentos de dupla polimerização. Quanto à resistência, as restaurações espessas têm uma maior resistência estrutural intrínseca que compensa a eventual polimerização incompleta do material de cimentação ativado por luz.

15. Aderência de materiais provisórios à base de resina. As restaurações provisórias podem ser coladas em preparações dentárias não retentivas, tais como facetas oclusais posteriores. Para além de estender a restauração provisória para além das margens do preparo, uma pequena área da superfície oclusal pode ser deixada descoberta com um meio de separação (por exemplo, vaselina ou Pro-V Coat), permitindo alguma aderência e estabilidade extra à camada de IDS exposta.

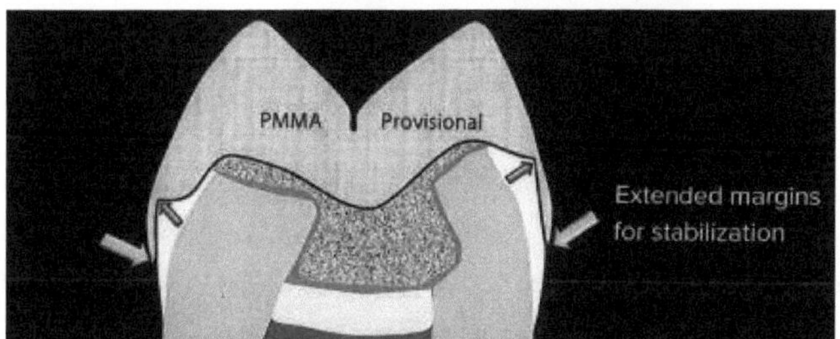

16. Possibilidade de omitir os cimentos provisórios. Uma técnica conveniente para fabricar facetas anteriores provisórias é "encaixar por contração" diretamente a resina acrílica nos preparos, pressionando a resina PMMA com um índice de silicone. As facetas prensadas são bloqueadas por contração e aparadas intra-oralmente. Tal como explicado nos motivos #5 e #6, no caso de grandes exposições de dentina, não se esperam fugas bacterianas e sensibilidade quando o IDS foi aplicado. Nos dentes posteriores, as resinas moles (por exemplo, Fermit) podem ser colocadas diretamente no preparo.

17. Proteção óptima do capeamento direto da polpa. Há muito que se sabe que o sucesso do capeamento direto da polpa parece depender mais de uma vedação hermética perfeita para evitar fugas bacterianas do que da biocompatibilidade dos materiais de capeamento[221]. No passado, os

cimentos de óxido de zinco e eugenol podiam atingir esse objetivo, mas revelaram-se incompatíveis com as resinas compostas. A colagem dentina-resina é a forma moderna de obter esse selamento. No entanto, a contração da polimerização da resina composta pode causar lacunas internas. Neste contexto, um selamento ótimo pode ser obtido através da aplicação de IDS imediatamente a seguir ao próprio capeamento pulpar (por exemplo, cimentos CaOH ou MTA cobertos com um liner de ionómero de vidro). Pode ser colocado um pequeno bio-base e o dente pode ser restaurado com um material provisório não retrátil (por exemplo, GIC) até que o estado da polpa seja considerado positivo.

18. Selagem do ETT[222,223] : Aplicam-se aqui os mesmos princípios discutidos no motivo n.º 17:

Os canais radiculares recentemente selados devem ser imediatamente protegidos contra a recolonização bacteriana (selamento coronal). Isto é conseguido colocando primeiro uma barreira GIC, limpando/refrescando a dentina exposta com uma broca, imediatamente seguida de IDS. Um revestimento de resina composta fluida púrpura (Perma-Flo Purple, Ultradent) pode complementar a IDS antes de colocar uma restauração provisória não retrátil (por exemplo, GIC).

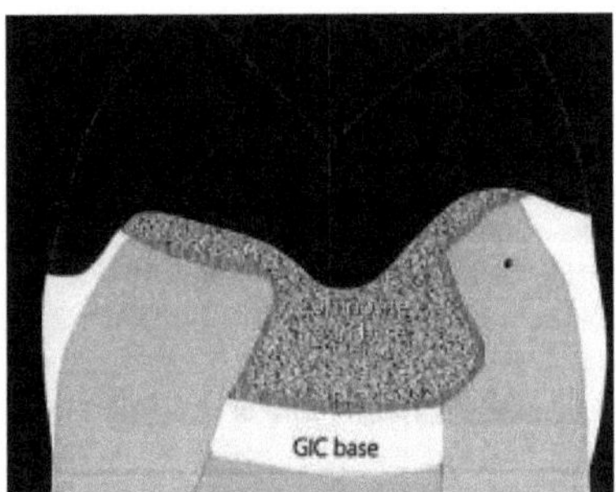

O revestimento púrpura é conveniente quando o dentista responsável procede à restauração definitiva porque simplifica a localização do pavimento da câmara pulpar. Acima de tudo, se o paciente não puder ser submetido imediatamente a uma restauração coronal definitiva, o canal radicular permanecerá selado. O selamento imediato da dentina pré-endodôntica (IPDS) representa uma abordagem ainda melhor, na qual o IDS é efectuado antes do tratamento endodôntico e, possivelmente, em combinação com uma bio-base (para reforçar as cúspides fracas) e com DME.

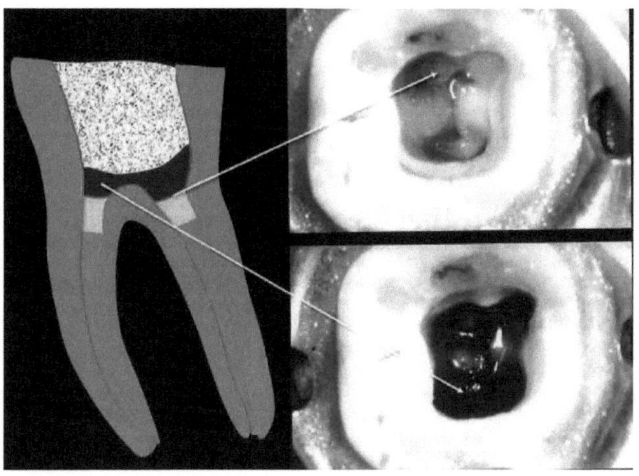

A vantagem do IPDS é que é realizado na dentina antes de esta ser exposta a irrigantes endodônticos, como o NaOCl, que são conhecidos por danificar o colagénio da dentina e afetar potencialmente a resistência da ligação. Os canais abertos podem ser temporariamente selados com fita de Teflon durante o IPDS para evitar a penetração de flashes de resina. O IPDS não só optimizará a força de ligação como também protegerá o ETT da fratura e da infiltração bacteriana até à restauração final.

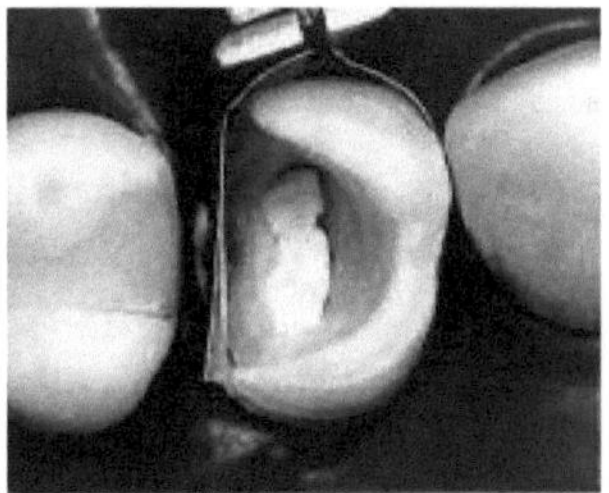

19. Contingência à técnica DME. A IDS (ou mesmo a IPDS) deve sempre preceder a DME. A elevação de uma margem gengival profunda é um complemento lógico do IDS.

20. Colocação em duas fases de restaurações diretas de resina composta. Um clínico pode estar numa situação em que o tempo está a esgotar-se porque vários dentes foram preparados para uma

restauração direta e a limpeza da cárie demorou mais tempo do que o planeado originalmente. O IDS e uma bio-base podem ser aplicados nas superfícies de dentina limpas, seguidos de uma restauração provisória. Quando o paciente regressa para a próxima consulta, os dentes já estarão dessensibilizados pelo IDS, limitando a necessidade de anestesia. O operador pode proceder imediatamente ao biselamento do esmalte e à restauração. A ligação à dentina beneficiará dos princípios de carga retardada discutidos no motivo #4.

21. Proteção das superfícies radiculares e da dentina bio-corrosiva. A dentina radicular é mais suscetível à cárie, e parece que mesmo um revestimento de resina fina pode proteger o dente da cárie radicular, bem como impedir a aderência e o crescimento de bactérias e placa[224]. Parece que os materiais de revestimento de resina também resistem bem à abrasão da escova de dentes. Isto representa uma indicação promissora para a população idosa (número crescente de cáries radiculares), mas também como uma medida imediata para evitar uma maior perda de estrutura dentária em casos de biocorrosão grave. Pode ser adicionado um revestimento fluido à superfície revestida com resina para melhorar ainda mais a durabilidade da película protetora.

CONCEITO DE VEDAÇÃO PERIFÉRICA:

Depois de a doença sistémica ser tratada e as lesões incipientes serem remineralizadas ou infiltradas, os clínicos têm de determinar a quantidade de cárie que deve ser removida antes da restauração. Para lesões pequenas e superficiais limitadas ao esmalte e à dentina superficial mais próxima da junção dentino-esmalte (DEJ), a remoção completa da cárie pela técnica visual e tátil tradicional tem sido bem sucedida. Os tratamentos dentários minimamente invasivos para estas lesões mais pequenas, utilizando abrasão a ar, pontas diamantadas sónicas, cimento de ionómero de vidro e resina composta colada, reduziram a necessidade de preparações tradicionais que eliminam estruturas anatómicas importantes. No entanto, para lesões de média e grande profundidade, são necessárias técnicas mais sofisticadas para determinar os pontos finais ideais de remoção de cáries.

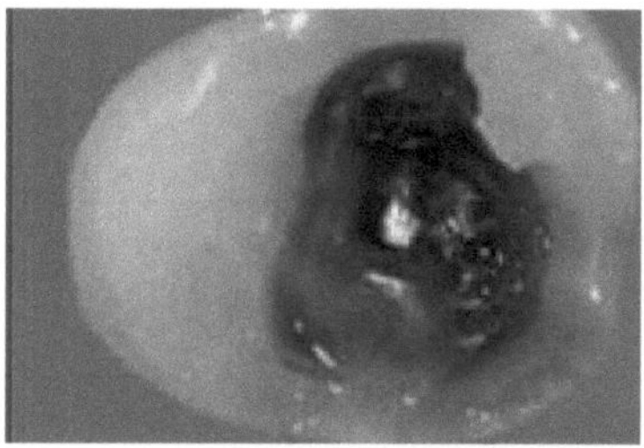

As lesões de cárie intermédias e profundas têm muitas complexidades visuais e tácteis que podem ser abordadas sistematicamente com protocolos de ponto final de remoção

A utilização de técnicas visuais e tácteis tradicionais para estas lesões maiores é muitas vezes inconsistente para determinar os pontos finais ideais de remoção de cáries que preservam consistentemente a estrutura do dente e removem a infeção sem expor a polpa. Esses pontos finais ideais de remoção de cáries preservariam a vitalidade da polpa sem limitar a força e a durabilidade da reconstrução adesiva. Os investigadores e os clínicos têm-se debatido com o problema de demasiado ou insuficiente quando se trata da remoção de tecido cariado.

Os objectivos gerais desta abordagem sistemática à determinação do ponto final da remoção de cáries são a manutenção da vitalidade da polpa após a restauração através de métodos adesivos; a eliminação de infecções dentinárias através da remoção, desativação ou selagem de bactérias; e a conservação da estrutura dentária intacta para uma função biomimética a longo prazo.

Os objectivos específicos da determinação do ponto final da remoção de cáries são a criação de uma zona de selamento periférica e a prevenção absoluta da exposição pulpar, ao mesmo tempo que se gera uma restauração altamente aderente com um excelente prognóstico a longo prazo. Em primeiro lugar, ao criar uma zona de selamento periférica com 1 a 3 mm de largura, constituída por dentina superficial normal, DEJ e esmalte, pode ser gerada uma resistência de união de aproximadamente 45-55 MPa.[225]

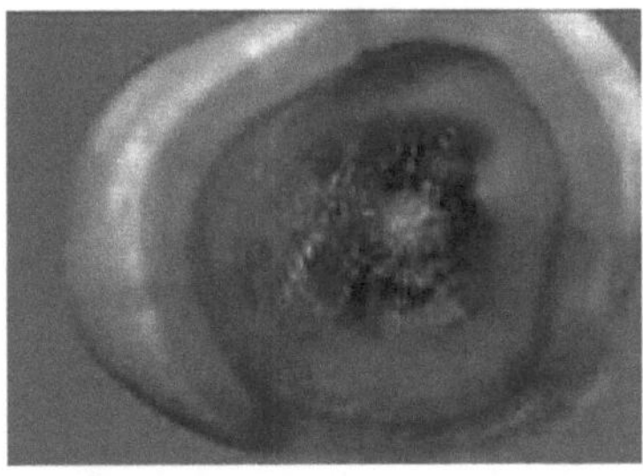

O conceito de uma zona de selagem periférica é que o esmalte, a JDE e a dentina superficial constituem a área livre de cáries de uma restauração adesiva altamente

Esta zona de selagem periférica será confirmada pela ausência total de coloração de corante detetora de cáries. Esta zona livre de cáries também pode ser confirmada por uma leitura DIAGNOdent (KaVo) de aproximadamente. Produtos comerciais como o Caries Detetor (Kuraray), Caries Finder (Danville), e Seek (Ultradent) são exemplos de corantes detectores de cáries. Em segundo lugar, ao deixar a dentina cariada interna ligeiramente infetada e parcialmente desmineralizada, mas altamente aderente, dentro da zona de selamento periférica, será obtida uma aderência de aproximadamente 30 MPa nas áreas mais profundas do preparo.[226] Isto será confirmado pela coloração rosa claro do corante de deteção de cáries. DIAGNOdent também pode ajudar a determinar o ponto final de remoção de cáries com leituras de aproximadamente 20-24 para dentina intermédia e aproximadamente 36 para dentina profunda .[227]

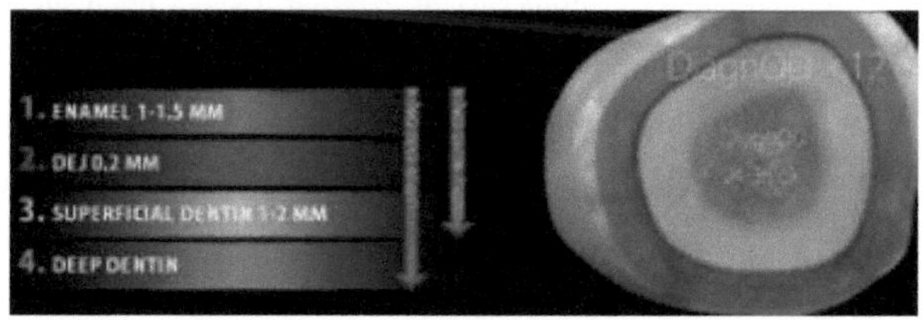

Os pontos finais de remoção de cáries para a zona de selagem periférica podem ser determinados com uma combinação de corante de deteção de cáries e tecnologias

Em média, a dentina intermédia encontra-se a 3 a 4 mm da superfície oclusal e a dentina profunda a 4 a 5 mm da superfície oclusal. Os clínicos podem evitar a exposição pulpar deixando as cáries exteriores infectadas dentro da zona de selamento periférica quando a sua remoção implicaria o risco de exposição pulpar. Isto seria em pequenas áreas circum-pulpares mais profundas do que 5 mm da superfície oclusal. Estas pequenas áreas infectadas ficarão vermelhas com o corante de deteção de cáries e terão leituras DIAGNOdent superiores a 36. A concretização destes objectivos deverá resultar em preparações altamente aderentes que suportarão camadas adesivas e permanecerão aderidas a longo prazo, um requisito essencial para grandes reconstruções dentárias biomiméticas.

HISTOLOGIA DAS LESÕES DE CÁRIE:

Em 1980, Takao Fusayama publicou a investigação levada a cabo pela sua equipa na Universidade Médica e Dentária de Tóquio sobre a análise das lesões de cárie.[228] Utilizando técnicas histológicas, bioquímicas, biomecânicas, microscópicas e microbiológicas, os investigadores conseguiram distinguir duas camadas em lesões de cárie que eram de natureza muito diferente.

A primeira camada foi denominada "dentina cariada externa". Estava altamente infetada, ácida e desmineralizada. As fibrilas de colagénio nesta camada estavam desnaturadas, tendo perdido a maioria das suas ligações cruzadas intermoleculares. Esta camada não era sensível ao contacto e podia ser removida sem anestesia porque tinha perdido o sistema hidrodinâmico dos túbulos dentinários intactos. Esta camada também não conseguiu remineralizar-se de forma natural porque a estrutura de colagénio não conseguiu voltar ao normal, mesmo que o ambiente ácido fosse neutralizado . [229]

A segunda camada foi denominada "dentina cariada interna". Esta camada estava parcialmente desmineralizada e ligeiramente infetada, mas as fibrilas de colagénio mantiveram a sua estrutura natural à volta dos túbulos dentinários intactos. Devido a esta integridade estrutural remanescente, a dentina cariada interna era sensível à remoção sem anestesia. Os lúmens dos túbulos dentinários nesta camada não tinham anéis peritubulares de hidroxiapatite [Ca, (PO), (OH),]. Em vez disso, os lúmens alargados estavam agora parcial ou completamente preenchidos com grandes cristais de fosfato de cálcio tri-beta [Ca, (PO), chamado Whitlockite. A Whitlockite é cristalizada nos túbulos dentinários à medida que a hidroxiapatite é dissolvida da dentina intertubular pelos ácidos bacterianos. Esta camada interna da lesão de cárie foi capaz de ser restaurada para uma mineralização normal com uma matriz de hidroxiapatite em torno das fibrilas de colagénio (dentina intertubular) e em torno dos túbulos (dentina peritubular) quando o pH foi neutralizado.

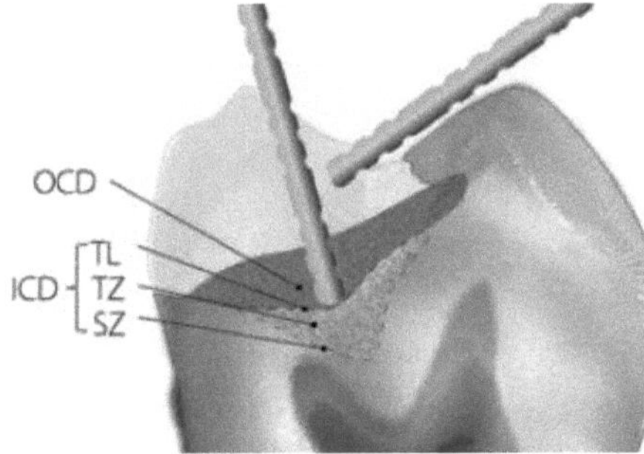

Desde o final dos anos 60, o objetivo de remover apenas as cáries exteriores e guardar as cáries interiores para remineralização tem sido reconhecido. O problema era que cada operador tinha uma noção diferente de duro e mole. Clinicamente, encontrar a interfase entre as camadas de dentina cariada externa e interna era inconsistente. A acrescentar à dificuldade estava o amolecimento anatómico da dentina à medida que se aproximava da polpa (a dentina reparadora, depositada durante a progressão da cárie, é ainda mais mole do que a dentina profunda) e o facto de diferentes instrumentos (manuais, rotatórios ou ultra-sónicos) removerem mais ou menos da lesão durante a escavação. Toda esta subjetividade e variabilidade levou a pontos finais de remoção de cáries inconsistentes.

Fusayama fez progressos no sentido de uma solução para este problema ao encontrar duas soluções coloridas à base de propilenoglicol (uma roxa e outra vermelha) que coravam de forma diferente as camadas de estanho da cárie externa e interna.

A dentina cariada externa corou de vermelho escuro e a dentina cariada interna corou de forma mais clara (rosa para a fórmula do corante vermelho). A interfase entre a dentina cariada exterior e interior foi designada por camada turva. Esta interfase é uma mistura de grupos paralelos de túbulos, alguns dos quais são dentina cariada exterior e outros são dentina cariada interior (dependendo do tempo que os túbulos estiveram infectados e sob a influência de ácidos bacterianos).

Sob a camada turva, a dentina cariada interna torna-se a zona transparente. A zona transparente é translúcida no exame histológico com um microscópio de luz. A coloração rosa (muitas vezes referida como uma névoa rosa) na camada turva torna-se mais clara à medida que se move para a zona transparente. Nesta zona, os grandes lúmens dos túbulos dentinários são preenchidos, até certo ponto, com Whitlockite. Estes cristais grandes retardam a invasão bacteriana e reduzem a permeabilidade da dentina. Essa permeabilidade reduzida diminui o fluxo de fluido pulpar para o exterior, o que é chamado de "transudação". Também reduz o movimento do fluido pulpar causado pelas mudanças de temperatura.

Por baixo da zona transparente existe uma interfase da zona transparente, bem como dentina sensível normal chamada "zona subtransparente" (Fig. 4).

A zona sub-transparente mancha ainda mais ligeiramente do que a zona transparente. A remoção das zonas transparentes e subtransparentes numa tentativa de alcançar a dentina dura é a causa da maior parte da exposição pulpar (Fig. 5).

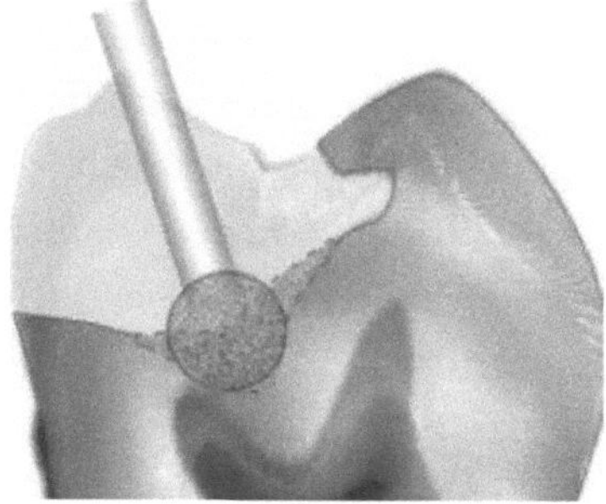

A coloração rosa-haze (diferenciada da coloração vermelha) da dentina cariada interna nunca foi discutida por Fusayama em nenhum dos seus dois livros ou em nenhum dos seus muitos artigos publicados. Ele apenas se referiu a cáries coradas ou não coradas. Como resultado, muitos utilizadores de soluções corantes para deteção de cáries ficaram confusos sobre a forma exacta de as utilizar. Se toda a dentina levemente corada fosse removida, sob o pressuposto de que ela continha um número significativo de bactérias, então ocorria um aumento do número de exposições pulpares.

No final dos anos 90, foi introduzida uma nova tecnologia de fluorescência a laser (DIAGNOdent) como forma de diagnosticar lesões iniciais de cárie. Equipas de investigadores na Alemanha e na Suíça descobriram que os produtos metabólicos bacterianos chamados porfirinas ficavam fluorescentes quando irradiados com um laser vermelho de 655 nm. Esta fluorescência podia ser lida e receber um valor numérico que correspondia aproximadamente ao número de bactérias presentes .[230]

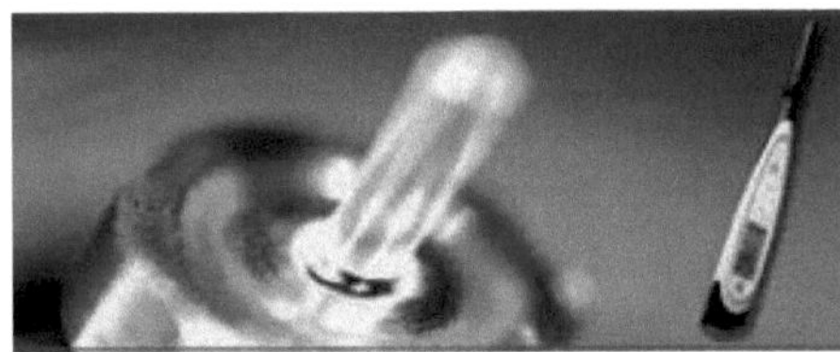

A combinação do corante detetor de cáries e do DIAGNOdent pode dar aos clínicos outra forma de determinar quando a lesão escavada está essencialmente livre de bactérias e, ao mesmo tempo, não remover a dentina cariada interior afetada dentro da zona de selagem periférica. É necessário monitorizar a profundidade anatómica da lesão para determinar corretamente se se deve proceder à remoção da dentina cariada exterior dentro da zona de selagem periférica. A medição a partir da estrutura dentária intacta com uma ou duas sondas periodontais (ver Fig. 4) é uma técnica útil para determinar quando a escavação se encontra em áreas circumpulpares (5 a 6 mm da superfície oclusal). Se a escavação for em dentina intermédia (3 a 4 mm da superfície oclusal), os pontos finais de remoção de cárie com coloração rosa claro podem ser alcançados previsivelmente dentro da zona de selamento periférica através da escavação adicional da dentina cariada exterior vermelha. No entanto, quando a escavação está perto da polpa (> 5 mm da superfície oclusal ou > 3 mm do DEJ) e o corante detetor de cáries ainda se cora de vermelho, a escavação deve parar. Este protocolo eliminará a maioria das exposições pulpares (Fig. 7 a 9).

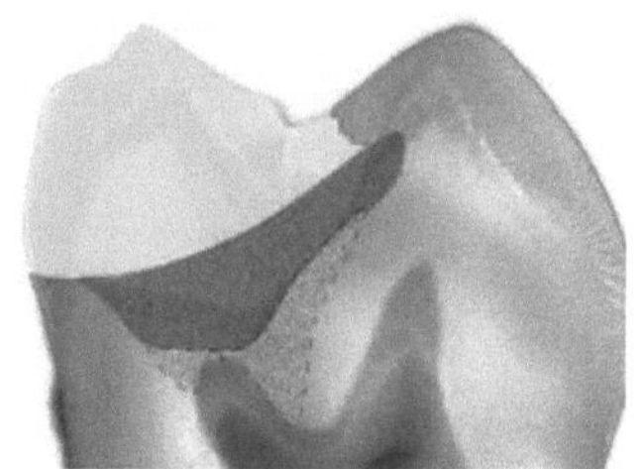

Lesão de cárie profunda mostrando a dentina cariada exterior com coloração vermelha e estendendo-se à dentina circumpulpar (> 5 mm da superfície oclusal)

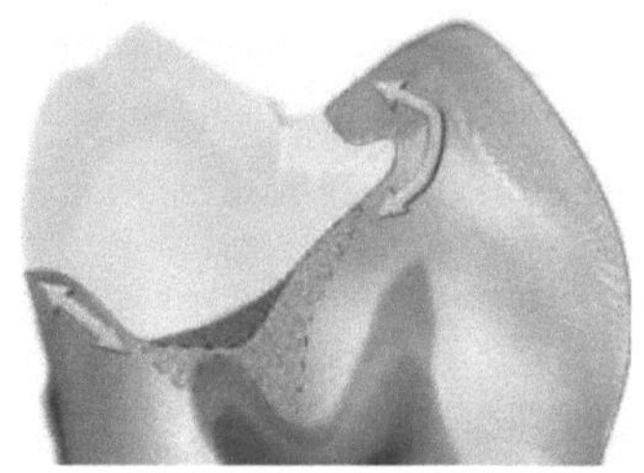

Pontos finais de remoção de cáries para uma lesão profunda. A zona de selamento periférica foi criada sem expor a polpa. Uma pequena quantidade de dentina cariada externa é deixada em cima da

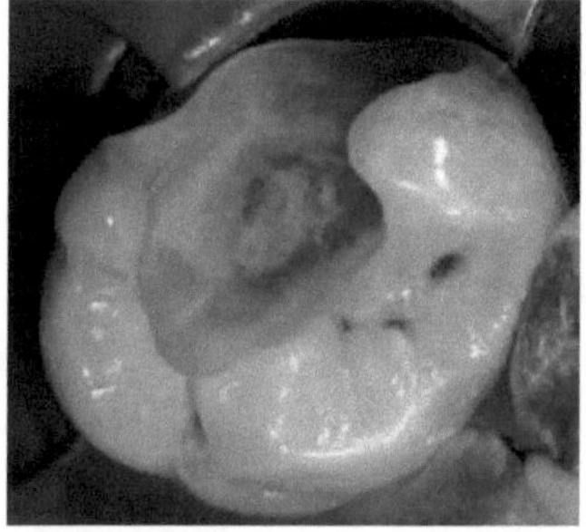

Os pontos finais de remoção de cáries ideais para restaurações altamente coladas sem exposição

Evitar o capeamento direto da polpa tem demonstrado reduzir a necessidade de tratamento endodôntico subsequente. A conservação de mais dentina nas preparações dentárias também demonstrou reduzir a incidência de pulpite irreversível. Ao eliminar ou reduzir a área de superfície e a espessura da dentina cariada externa não elástica e deformável, o desempenho de um compósito colado sob cargas funcionais também melhorará.

O objetivo final dos pontos finais ideais de remoção de cáries e das zonas de selamento periféricas é criar uma ligação adesiva que seja preservada durante o maior tempo possível. Esta ligação à dentina deve imitar a força de um dente natural. A resistência à tração do DEJ foi medida em 51,5 MPa. Apenas a ligação à dentina sã pode atingir e até exceder esta resistência à tração. A utilização dos "padrões de ouro", o condicionamento ácido total de três passos ou os sistemas de ligação dentinária autocondicionantes ligeiramente ácidos de dois passos, são as estratégias de ligação mais consistentes para obter estas elevadas resistências de ligação. A adesão adesiva à dentina normal e cariada tem sido estudada nos últimos 15 anos no Medical College of Georgia sob a direção de David Pashley. Estes estudos têm sido continuados em muitas universidades japonesas. Esta investigação estabeleceu as forças de ligação da dentina normal e cariada. A dentina cariada interna perde 25% a 33% da sua capacidade de ligação. A dentina cariada exterior tem uma redução da capacidade de adesão de mais de 66%. Esta redução na capacidade de ligação corresponde à quantidade de desmineralização na dentina cariada exterior e interior[231] .

A técnica quimio-mecânica de remoção de cáries Carisolv deixa uma camada fina de dentina cariada exterior residual que pode reduzir a resistência de união por microtensão (mTBS). Esta técnica pode ser clinicamente bem sucedida em restaurações superficiais, mas não é ideal em situações de maior carga.

Os sistemas simplificados de ligação dentinária de dois passos com condicionamento total perdem 40% a 50% do mTBS quando ligados à dentina cariada interna[232]. A mesma diminuição na força de ligação ocorrerá se o condicionamento ácido for efectuado na dentina que vai ser ligada com um sistema de ligação dentinária auto-condicionante suave de dois passos. Os sistemas de ligação dentinária de dupla polimerização podem ter o mesmo efeito negativo. O ácido das lesões de cárie também ativa enzimas endógenas de colagenase chamadas metaloproteinases da matriz. Na presença de metaloproteinases da matriz, será observada uma redução de 25% a 30% na resistência de união após (aproximadamente nos primeiros 12 meses) a colocação da restauração. Uma solução de clorexidina a 0,2% a 2,0% desactivará as metaloproteinases da matriz e preservará a resistência de união máxima[233-235] . Os sistemas de ligação dentinária auto-condicionantes suaves produzem uma zona resistente a ácido/base com uma espessura de 1 a 1,5 microns, designada por "super dentina" devido à sua capacidade de resistir a ataques de pH alto e baixo. SE Protect (Kuraray) com o monómero exclusivo de brometo de metacriloiloxidodecilpiridínio contendo brometo de piridínio produz esta super dentina e também desactiva as metaloproteinases da matriz. Outros sistemas de ligação dentinária autocondicionantes suaves também produzem as zonas resistentes a ácido/base, mas necessitam de químicos adicionais para desativar as metaloproteinases da matriz, como a clorexidina (Consepsis, Ultradent) ou o cloreto de benzalcónio (Micro-Prime B. Danville ou Etch-37, Bisco).

A localização anatómica da dentina da zona de selamento periférica também deve ser considerada para prever a potencial força de ligação. A dentina radicular cervical perde aproximadamente 20% da sua capacidade de ligação em comparação com a dentina superficial coronal. Se a dentina da raiz cervical tiver dentina cariada interna presente, a força de ligação é apenas 50% da dentina coronal sã. As resistências de adesão da dentina profunda versus dentina superficial também dependem do tipo de sistema de ligação dentinária utilizado. Os sistemas de ligação dentinária de três passos com condicionamento total e de dois passos com condicionamento suave aderem igualmente bem à dentina profunda, mas os sistemas simplificados de condicionamento total de dois passos e de um passo com condicionamento altamente ácido podem perder até 50% da sua força de ligação em dentina profunda .[82]

Durante a colocação do material de restauração, o rácio entre as áreas de superfície aderida e não aderida de cada camada ou incremento de compósito (o fator de configuração ou fator c) afectará a tensão de retração da polimerização que é aplicada à ligação à dentina em maturação. Factores c mais elevados aumentam sempre a tensão na ligação à dentina, o que diminui o seu mTBS (a menos que se trate de um compósito fluido com um módulo de elasticidade baixo em comparação com a dentina). Assim, deve evitar-se a aplicação de camadas de elevado fator c com compósitos de elevado módulo de elasticidade (mais espessos do que 0,5 mm) enquanto a ligação à dentina está a amadurecer. A melhor forma de o conseguir é através de uma técnica de restauração indireta ou semidirecta. Se a restauração direta for necessária por razões socioeconómicas, são necessárias medidas compensatórias para evitar tensões excessivas na ligação e no tecido duro remanescente. A melhor forma de o conseguir é através de várias camadas horizontais finas (que demoram mais tempo a aplicar) sobre uma camada fina de compósito fluido.

Um compósito fluido micropreenchido fino (500 mícrones) ou uma camada adesiva espessa do sistema de ligação dentinária (50 a 80 mícrones) pode fixar a ligação à dentina e criar uma camada à prova de falhas. Este tipo de revestimento de resina manter-se-á ligado mesmo quando as camadas de sobreposição falharem sob grande tensão. Em preparações pouco profundas em dentina superficial, o efeito prejudicial da contração da resina não é tão grande porque o fator c é reduzido. As redes de fibra de polietileno utilizadas para revestir preparações com fator c elevado também demonstraram reduzir os efeitos da tensão de polimerização e da microinfiltração cervical. Se as tensões do fator c não forem reduzidas, a resistência da ligação diminui em 30% a 50% durante as primeiras 24 horas e em mais 10% durante a carga funcional nos primeiros anos de serviço[237]. Os operadores cuidadosos que têm em conta todas estas considerações durante a escavação de cáries e os procedimentos de ligação podem diminuir a variedade de diferenças nas resistências de ligação regionais nas suas restaurações.

OBJECTIVOS DO TRATAMENTO DE LESÕES DE CÁRIE PROFUNDAS

1. Crie uma zona de selagem periférica de esmalte, DEJ e dentina superficial normal perto da DEJ (esta deve aderir a 55 MPa).

2. Deixe a dentina cariada interior dentro da zona de selagem periférica (esta deve aderir a 30 MPa).

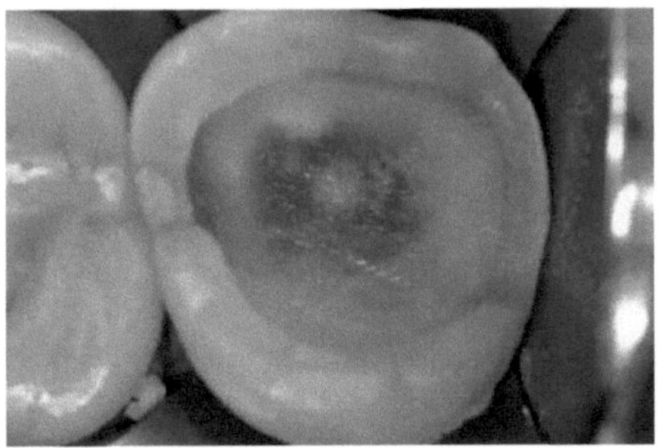

Pontos finais ideais de remoção de cáries e zona de selagem periférica desenvolvidos numa lesão de profundidade intermédia utilizando tecnologias combinadas.

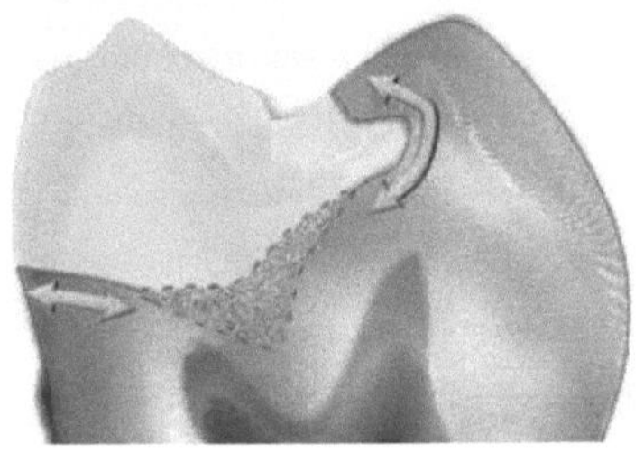

A zona de selagem periférica está livre de dentina cariada exterior e interior. Dentro da zona de selamento periférica, a dentina cariada interna, ligeiramente corada, é retida e remineraliza-se em dentes

3. Remover a dentina cariada externa altamente infetada dentro da zona de selamento periférica sem expor a polpa. São deixadas pequenas áreas de dentina cariada exterior circumpulpar para evitar a exposição.

4. Selar e desativar quaisquer bactérias remanescentes no interior da zona de selagem periférica.

5. Utilize técnicas de restauração adesiva que maximizem a força de adesão da zona de selagem periférica e da dentina interna afetada por cárie dentro da zona de selagem periférica.

TÉCNICA PASSO A PASSO

1. Testar a vitalidade pulpar com gelo ou com o refrigerante aerossol Endo-Ice (Coltene-Waldent). Se o teste for positivo, prosseguir com o diagnóstico e tratamento da cárie. Se o teste for ambíguo ou negativo, informar o paciente da possível necessidade de tratamento endodôntico.

2. Anestesiar o dente. Isolar o dente utilizando um dique de borracha ou outras técnicas de isolamento.

3. Aceder à lesão após a remoção de quaisquer restaurações falhadas. Manchar a lesão de cárie com um corante vermelho detetor de cáries. Aguarde 10 segundos e enxagúe

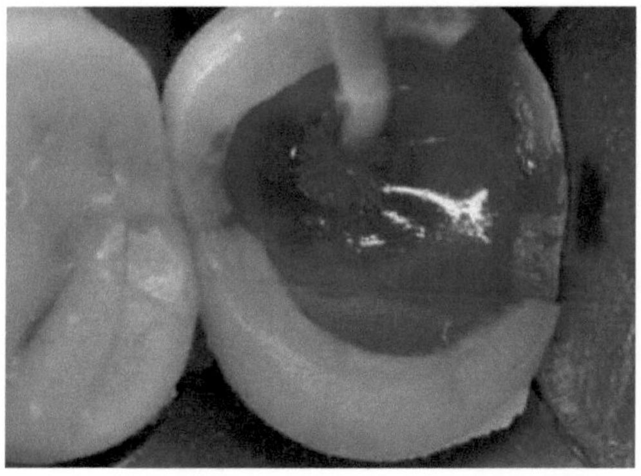

4. Começando perto da DEJ, utilize uma broca de diamante redonda de 1 mm de grão fino a médio (30 a 100 microns) para criar uma área de zona de selamento periférica livre de cáries exteriores

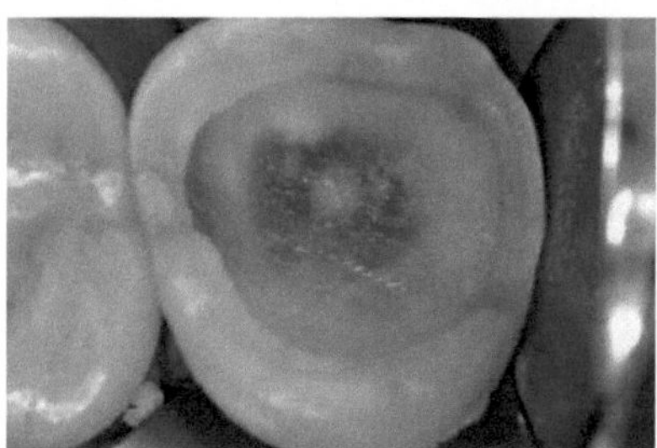

com coloração vermelha e cáries interiores com coloração rosa. Esta dentina normal superficial terá uma largura de 1 a 2 mm, consoante se trate da área vestibular ou oclusal de um molar (1,5 a 2 mm) ou da dentina mesial ou distal da raiz (1 mm). Os pré-molares são mais pequenos e a dentina superficial é mais estreita em todas as áreas.

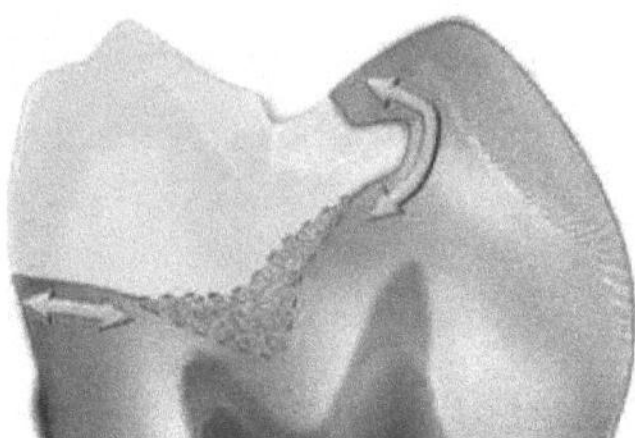

Pontos finais ideais de remoção de cáries e zona de selagem periférica desenvolvidos numa

A zona de selagem periférica está livre de dentina cariada exterior e interior. Dentro da zona de selagem periférica, a dentina cariada interna, ligeiramente corada, é retida e remineraliza-se em

5. A coloração e remoção da dentina cariada exterior e interior é repetida até que o ponto final de remoção da cárie na zona de selagem periférica esteja livre de coloração. Isto pode ser confirmado por leituras DIAGNOdent de aproximadamente 12 e a ausência total de corante detetor de cáries. (Isto indica uma dentina superficial praticamente livre de bactérias).

6. Remova a dentina cariada exterior corada de vermelho da área dentro da zona de selamento periférica (tendo o cuidado de evitar as áreas do corno pulpar). Meça a partir da superfície oclusal para determinar se a escavação é em dentina superficial (terço externo), intermédia (terço médio) ou profunda (terço pulpar).

7. Depois de remover o vermelho e deixar o rosa entre os cornos pulpares, as áreas de dentina cariada interna rosa nestas áreas de dentina intermédia podem ser avaliadas com o DIAGNOdent. Os números devem ser aproximadamente 24 (intervalo aceitável, 12 a 36). Estas leituras indicam uma área praticamente livre de bactérias na dentina intermédia a profunda dentro da zona de selagem periférica.

8. Avance para as áreas profundas do corno pulpar em último lugar. Remova cuidadosamente a dentina cariada exterior com coloração vermelha até atingir a dentina profunda (5 mm da superfície oclusal). Se o tecido continuar a ficar vermelho e as medições com a sonda periodontal indicarem que está a mais de 5 mm da superfície oclusal (> 3 mm do DEJ), pare a escavação para evitar a exposição da polpa

9. Passo opcional: Trate a zona de selamento periférica, a dentina cariada interna e a dentina cariada externa com 0,2% a 2,0% de clorexidina durante 30 segundos para inativar as metaloproteinases da matriz e quaisquer bactérias remanescentes; 0,1% a 1,5% de solução de cloreto de benzalcónio no condicionamento ácido ou o monómero de brometo de metacriloiloxi dodecilpiridínio no sistema de ligação dentinária também atingirão estes objectivos. Se utilizar um sistema de ligação dentinária total-etch de três passos, este passo é efectuado após o condicionamento ácido e o enxaguamento. Se utilizar um sistema de ligação dentinária autocondicionante de dois passos, depois de aplicar clorhexidina ou cloreto de benzalcónio, seque a preparação durante 10 segundos antes de aplicar o primário autocondicionante.

10. Passo opcional se utilizar um sistema de ligação dentinária autocondicionante suave de dois passos: Utilizar a abrasão a ar na preparação para maximizar o mTBS.

11. Iniciar a colagem da dentina com um sistema de colagem total de três passos ou um sistema de colagem dentinária autocondicionante suave de dois passos.

Estas técnicas para a determinação do ponto final de remoção de cáries e desenvolvimento da zona de selagem periférica são a base da medicina dentária conservadora. Estes procedimentos minimamente invasivos são melhor executados sob ampliação. Este tipo de micro-dentisteria é muito auxiliado pela utilização de lupas prismáticas de alta ampliação de 6,5x a 8,0x ou com um microscópio operatório com ampliação semelhante.

A zona de selagem periférica na dentina superficial permitirá a criação de resistências de ligação biomiméticas de aproximadamente 45-55 MPa.

As áreas intermédias e mais profundas de dentina cariada interna com coloração rosa claro irão provavelmente gerar uma ligação à dentina de 30 MPa. Se alguma cárie externa for deixada em áreas circunpulpares profundas para evitar a exposição da polpa, a mTBS nessas pequenas áreas será de aproximadamente 15 MPa. Para maximizar todas estas forças de ligação, o sistema de ligação dentinária pode ser deixado a amadurecer durante um determinado período de tempo (3 minutos a 24 horas) antes de ser ligado a outra camada de cimento de resina polimerizável ou resina composta[238]. É por esta razão que é importante utilizar a técnica de selamento dentinário imediato sempre que possível.

Conclusão:

A medicina dentária biomimética poderá abrir uma nova era através da reparação e substituição bem sucedidas de tecidos duros e moles dentários doentes. No futuro, a medicina dentária restauradora deixará de utilizar materiais inertes que apenas preenchem a cavidade preparada, passando a basear-se principalmente em materiais bioactivos com a capacidade de regeneração dos tecidos dentários. A mineralização biomimética da dentina com diferentes métodos, incluindo a utilização de análogos de NCP e materiais biomiméticos, mostrou resultados promissores para a dentina cariada desmineralizada. Novos mecanismos de engenharia tecidual e regeneração do complexo dentino-pulpar utilizando tecnologias e conceitos biomiméticos podem emergir como um grande marco na área odontológica.

Referências:

1. Dionysopoulos D, Gerasimidou O. Biomimetic dentistry: Princípios básicos e protocolos. ARC J. Dent. Sci. 2020;5:1-3.

2. Chandran DA. Revista académica de ciências dentárias. Natureza. 2020;2:3.

3. Benyus, J.M. Biomimicry: Innovation Inspired by Nature; Morrow: Nova Iorque, NY, EUA, 1997

4. Vakili, V.; Shu, L.H. (Eds.) Towards biomimetic concept generation. In International Design Engineering Technical Conferences and Computers and Information in Engineering Conference; American Society of Mechanical Engineers: Nova Iorque, NY, EUA, 2001.

5. Sonarkar, S.; Purba, R. Materiais bioactivos em medicina dentária conservadora. Int. J. Contemp. Dent. Med. Rev. 2015, 2015, 340115

6. Harkness, J.M. An idea man (the life of Otto Herbert Schmitt). IEEE Eng. Med. Biol. Mag. 2004, 23, 20-41

7. Zafar, M.S.; Amin, F.; Fareed, M.A.; Ghabbani, H.; Riaz, S.; Khurshid, Z.; Kumar, N. Biomimetic Aspects of Restorative Dentistry Biomaterials. Biomimética 2020, 5, 34.

8. Kottoor, J. Endodontia biomimética: Barreiras e estratégias. Ciências da Saúde. 2013, 2, 7-12

9. Sobre, I. Biodentine: Das propriedades bioquímicas e bioactivas às aplicações clínicas. G. Ital. Endod. 2016, 30, 81-88.

10. Sharma, V.; Srinivasan, A.; Nikolajeff, F.; Kumar, S. Processo de biomineralização em tecidos duros: A complexidade da interação entre as proteínas e as contrapartes inorgânicas. Ata Biomater. 2021, 120, 20-37.

11. Bazos, P.; Magne, P. Bio-emulação: Emular biomimeticamente a natureza utilizando uma abordagem histo-anatómica; análise estrutural. Eur. J. Esthet. Dent. 2011, 6, 8-19.

12. Hristov, M.; Erl, W.; Weber, P.C. Endothelial progenitor cells: Mobilization, differentiation, and homing. Arteriosclerosis, thrombosis, and vascular biology. Arterioscler. Thromb. Vasc. Biol. 2003, 23, 1185-1189.

13. Zafar, M.S.; Fareed, M.A.; Riaz, S.; Latif, M.; Habib, S.R.; Khurshid, Z. Revestimentos de superfície terapêuticos personalizados para implantes dentários. Revestimentos 2020, 10, 568.

14. Dionysopoulos, D.; Gerasimidou, O. Biomimetic dentistry: Princípios básicos e protocolos. ARC J. Dent. Sci. 2020, 5, 1-3.

15. Tirlet, G.; Crescenzo, H.; Crescenzo, D.; Bazos, P. Restaurações adesivas cerâmicas e medicina dentária biomimética: Preservação e adesão dos tecidos. Int. J. Esthet. Dent. 2014, 9, 354-369.

16. Dawood, A.E.; Parashos, P.; Wong, R.H.; Reynolds, E.C.; Manton, D.J. Calcium silicate-based cements: Composição, propriedades e aplicações clínicas. J. Investig. Clin. Dent. 2017, 8, 12195.

17. Galler, K.M.; D'Souza, R.N.; Hartgerink, J.D. Biomateriais e suas potenciais aplicações na engenharia de tecidos dentários. J. Mater. Chem. 2010, 20, 8730-8746.

18. Zafar, M.S.; Khurshid, Z.; Almas, K. Oral tissue engineering progress and challenges. Tissue Eng. Regen. Med. 2015, 12, 387-397.

19. Balla, R.; LoMonaco, C.J.; Skribner, J.; Lin, L.M. Estudo histológico de perfurações de furca tratadas com fosfato tricálcico, hidroxilapatite, amálgama e Life. J. Endod. 1991, 17, 234-238.

20. Soares, D.G.; Bordini, E.A.; Swanson, W.B.; de Souza Costa, C.A.; Bottino, M.C. Platform technologies for regenerative endodontics from multifunctional biomaterials to tooth-on-a-chip strategies. Clin.Oral Invest. 2021, 25(8), 4749-4779.

21. Magne P. Esthetic and Biomimetic Restorative Dentistry: Manual para Restaurações Estéticas Posteriores. Los Angeles, CA: Faculdade de Medicina Dentária da USC (2006).

22. Bar-Cohen Y. (Ed.). Biomimetics: Mimicking and being Inspired by Biology. CRC Press, a publicar em 2005.

23. Bello OS, Adegoke KA, Oyewole RO. Biomimetic materials in our world: A review. J. Appl. Chem. 2013;5:22-35.

24. Goswami S. Biomimetic dentistry. J Oral Res Rev. 2018;10:28-32.

25. Viswanath D, Reddy AV. Biomimética em medicina dentária - uma revisão. Jornal Indiano de Investigação em Farmácia e Biotecnologia. 2014 Sep 1;2(5):1384-1388.

26. Kaur G, Pandey OP, Singh K, Homa D, Scott B, Shetty S, Manjunath MK. Biomimetic materials: A review. Int J Med Res Rev. 2015;3(9):1026-1036.

27. Hwang J, Jeong Y, Park JM, Lee KH, Hong JW, Choi J. Biomimetics: forecasting the future of science, engineering, and medicine. Revista internacional de nanomedicina. 2015;10:5701.

28. Kumari R, Ponappa MC, Ponnappa KC, Girish TN. Biomimetic materials in restorative dentistry- A review. Revista Internacional de Investigação em Farmácia e Ciências Médicas. 2018;1:35-37

29. Sociedade Europeia de Endodontologia. Diretrizes de qualidade para o tratamento endodôntico: Relatório de consenso da Sociedade Europeia de Endodontologia. Int. Endod. J. 2006, 39, 921-930.

30. Hench, L.L.; Splinter, R.J.; Allen, W.C.; Greenlee, T.K. Bonding mechanisms at the interface of ceramic prosthetic materials. J. Biomed. Mater. Res. 1972, 5, 117-141.

31. Srinivasan K, Chitra S. Tendências emergentes na profissão de saúde oral: The Biomimetic - A Review. Arq. de Medicina Dentária e Res. Médica. 2015;1(3):40-47

32. Jaffe, W.L.; Scott, D.F. Current Concepts Review-Total Hip Arthroplasty with Hydroxyapatite-Coated Prostheses*. J. Bone Jt. Surg. 1996, 78, 1918-1934.

33. Moursi, A.M.; Winnard, A.V.; Winnard, P.L.; Lannutti, J.J.; Seghi, R.R. Enhanced osteoblast response to a polymethylmethacrylate- hydroxyapatite composite. Biomaterials 2002, 23, 133-144.

34. Yang, J.Z.; Sultana, R.; Hu, X.Z.; Ichim, P. Novo compósito de andaime de hidroxiapatite em camadas/fosfato tricálcico-zircónia com elevada resistência à flexão para aplicação em implantes ósseos portadores de carga. Int. J. Appl. Ceram. 2014, 11, 22-30.

35. Sakkers, R.J.B.; Dalmeyer, R.A.J.; Brand, R.; Rozing, P.M.; van Blitterswijk, C. Assessment of bioactivity for orthopedic coatings in a gap-healing model. J. Biomed. Mater. Res. 1997, 36, 265-273.

36. Roeder, R.K.; Converse, G.; Kane, R.J.; Yue, W. Hydroxyapatite-reinforced polymer biocomposites for synthetic bone substitutes. Jom 2008, 60, 38-45.

37. Mendelson, B.C.; Jacobson, S.R.; Lavoipierre, A.M.; Huggins, R.J. The fate of porous hydroxyapatite granules used in facial skeletal augmentation. Estética Plast. Surg. 2010, 34, 455-461.

38. Dorozhkin, S.V. Calcium orthophosphates. J. Mater. Sci. 2007, 42, 1061-1095.

39. Dorozhkin, S.V.; Epple, M. Biological and medical significance of calcium phosphates. Angew. Chem. Int. Ed. Engl. 2002, 41, 3130-3146. 213.

40. Martz, E.O.; Goel, V.K.; Pope, M.H.; Park, J.B. Materials and design of spinal implants-A review. J. Biomed. Mater. Res. 1997, 38, 267-288.

41. Choi, J.-W.; Kong, Y.-M.; Kim, H.-E.; Lee, I.-S. Reforço de Biocerâmica de Hidroxiapatita por Adição de Ni3Al e Al2O3 . J. Am. Ceram. Soc. 1998, 81, 1743-1748.

42. Jean, A.; Kerebel, B.; Kerebel, L.-M.; Legeros, R.Z.; Hamel, H. Effects of various calcium phosphate biomaterials on reparative dentin bridge formation. J. Endod. 1988, 14, 83-87.

43. Pissiotis, E.; Spngberg, L.S. Biological evaluation of collagen gels containing calcium hydroxide and hydroxyapatite. J. Endod. 1990, 16, 468-473.

44. Chohayeb, A.; Adrian, J.; Salamat, K. Pulpal response to tricalcium phosphate as a capping agent. Oral Surg. Oral Med. Oral Pathol. 1991, 71, 343-345.

45. Liu, C.; Wang, W.; Shen, W.; Chen, T.; Hu, L.; Chen, Z. Avaliação da biocompatibilidade de uma hidroxiapatite não cerâmica. J. Endod. 1997, 23, 490-493.

46. Kitikuson, P.; Srisuwan, T. Attachment Ability of Human Apical Papilla Cells to Root Dentin Surfaces Treated with Either 3Mix or Calcium Hydroxide. J. Endod. 2016, 42, 89-94.

47. Osorio, R.; Osorio, E.; Cabello, I.; Toledano, M. Zinc Induces Apatite and Scholzite Formation during Dentin Remineralization. Caries Res. 2014, 48, 276-290.

48. Pickrell G. A review of bioactive glasses: Sua estrutura, propriedades, fabricação e formação de apatita. J Biomed Mater Res A. 2014; 102: 254-74

49. Baino, F.; Hamzehlou, S.; Kargozar, S. Vidros bioactivos: Onde estamos e para onde vamos? J. Func. Biomater. 2018, 9, 25. 222.

50. Zhang, D.; Leppäranta, O.; Munukka, E.; Ylänen, H.; Viljanen, M.K.; Eerola, E.; Hupa, M.; Hupa, L. Antibacterial effects and dissolution behavior of six bioactive glasses. J. Biomed. Mater. Res. Part A 2010, 93, 475-483. 223.

51. Gong, W.; Huang, Z.; Dong, Y.; Gan, Y.; Li, S.; Gao, X.; Chen, X. A extração iónica de um novo vidro bioativo nanométrico melhora a diferenciação e a mineralização das células da polpa dentária humana. J. Endod. 2014, 40, 83-88.

52. Wang, S.; Gao, X.; Gong, W.; Zhang, Z.; Chen, X.; Dong, Y. Diferenciação odontogénica e formação de dentina de células da polpa dentária sob indução de vidro nanobioactivo. Ata Biomater. 2014, 10, 2792-2803.

53. Schepers, E.; Ducheyne, P.; Barbier, L. Long term clinical evaluation of bioactive glass particles of narrow size range. Bioceramics 1996, 9, 99-102.

54. Hench, L.L. Materiais bioactivos: The potential for tissue regeneration. J. Biomed. Mater. Res. 1998, 41, 511-518.

55. Hilton, T.J. Keys to Clinical Success with Pulp Capping: Uma revisão da literatura. Oper. Dent. 2009, 34, 615-625.

56. Macwan, C.S.; Deshpande, A. Agregado de trióxido mineral (MTA) em medicina dentária: Uma revisão da literatura. J. Oral Res. Rev. 2014, 6, 71.

57. Gholami, S.; Labbaf, S.; Houreh, A.B.; Ting, H.-K.; Jones, J.R.; Esfahani, M.-H.N. Long term effects of bioactive glass particulates on dental pulp stem cells in vitro. Biomed. Glas. 2017, 3, 96-103.

58. Long, Y.; Liu, S.; Zhu, L.; Liang, Q.; Chen, X.; Dong, Y. Evaluation of Pulp Response to Novel Bioactive Glass Pulp Capping Materials. J. Endod. 2017, 43, 1647-1650.

59. Tay, F.R.; Pashley, D.H. Monoblocos em canais radiculares: Um objetivo hipotético ou tangível. J. Endod. 2007, 33, 391-398.

60. Mandke, L. Importância do selamento coronal: Prevenir a fuga coronal em endodontia. J. Restor. Dent. 2016, 4, 71.

61. Elzubair, A.; Elias, C.N.; Suarez, J.C.M.; Lopes, H.P.; Vieira, M.V.B. Caracterização física de um polímero termoplástico para obturação endodôntica. J. Dent. 2006, 34, 784-789.

62. Mehrvarzfar, P.; Dahi-Taleghani, A.; Saghiri, M.A.; Karamifar, K.; Shababi, B.; Behnia, A. A comparação de MTA, Geristore®e Amálgama com ou sem Bioglass como matriz no selamento de perfurações furculares (estudo in vitro). Saudi Dent. J. 2010, 22, 119-124.

63. Belladonna, F.G.; Calasans-Maia, M.D.; Alves, A.T.N.N.; de Brito Resende, R.F.; Souza, E.M.; Silva, E.J.N.L.; Fidel, S.R.; De-Deus, G. Biocompatibilidade de um material autoadesivo à base de guta-percha em tecido subcutâneo de ratos. J. Endod. 2014, 40, 1869-1873.

64. Wu, M.K.; Fan, B.; Wesselink, P. Diminuição da fuga ao longo dos canais radiculares preenchidos com guta-percha sem selante ao longo do tempo: Um estudo laboratorial. Int. Endod. J. 2000, 33, 121-125.

65. Marending, M.; Bubenhofer, S.B.; Sener, B.; De-Deus, G. Primary assessment of a self-adhesive gutta-percha material. Int. Endod. J. 2013, 46, 317-322.

66. Mohn, D.; Bruhin, C.; Luechinger, N.; Stark, W.J.; Imfeld, T.; Zehnder, M. Compósitos feitos de vidro bioativo 45S5 pulverizado por chama e polímeros: Bioatividade e propriedades de selagem imediata. Int. Endod. J. 2010, 43, 1037-1046.

67. Revathi N, Sharath Chandra SM. Méritos e deméritos do hidróxido de cálcio como agente terapêutico: uma revisão. Revista Internacional de Ciências e Investigação Dentária. 2014;2:1-4

68. Qadiri, S.Y.; Mustafa, S. Role of calcium hydroxide in root canal therapy: A comprehensive review. J. Adv. Med. Dent. Sci. Res. 2019, 7, 1-3.

69. Al-Hiyasat, A.S.; El-Farraj, H.S.; Alebrahim, M.A. The effect of calcium hydroxide on dentine composition and root fracture resistance of human teeth: Um estudo in vitro. Eur. J. Oral Sci. 2021, 129, e12798.

70. Galler, K.M.; Buchalla, W.; Hiller, K.-A.; Federlin, M.; Eidt, A.; Schiefersteiner, M.; Schmalz, G. Influence of Root Canal Disinfectants on Growth Fator Release from Dentin. J. Endod. 2015, 41, 363-368.

71. Galler, K.M.; Widbiller, M.; Buchalla, W.; Eidt, A.; Hiller, K.-A.; Hoffer, P.C.; Schmalz, G. EDTA conditioning of dentine promotes adhesion, migration and differentiation of dental pulp stem cells. Int. Endod. J. 2016, 49, 581-590.

72. Revathi, N.; Chandra, S.S. Méritos e deméritos do hidróxido de cálcio como agente terapêutico: A review. Int. J. Dent. Res. 2014, 2, 1-4.

73. Bagoff, R.; Mamidwar, S.; Chesnoiu-Matei, I.; Ricci, J.L.; Alexander, H.; Tovar, N.M. Socket Preservation and Sinus Augmentation Using a Medical Grade Calcium Sulfate Hemihydrate and Mineralized Irradiated Cancellous Bone Allograft Composite. J. Oral Implant. 2013, 39, 363-371.

74. Kameda, T.; Mano, H.; Yamada, Y.; Takai, H.; Amizuka, H.; Kobori, M.; Izumi, N.; Kawashima, H.; Ozawa, H.; Ikeda, K.; et al. Calcium-sensing recetor in mature osteoclasts, which are bone-resorbing cells. Biochem. Biphys. Res. Commun. 1998, 245, 419-422.

75. Chen, J.; Gao, J.; Yin, H.; Liu, F.; Wang, A.; Zhu, Y.; Wu, Z.; Jiang, T.; Qin, D.; Chen, B.; et al. Preparação controlada por tamanho de sulfato de cálcio hemihidratado a partir de sulfato de cálcio dihidratado na presença de modificadores e taxa de dissolução em fluido corporal simulado. Mater. Sci. Eng. C-Mater. Biol. Appl. 2013, 33, 3256-3262.

76. Peltier, L.F.; Jones, R.F. Treatment of unicameral bone cysts by curettage and packing with plaster-of-Paris pellets. J. Bone Jt. Surg. Am. 1978, 60, 820-822.

77. Yoshikawa, G.; Murashima, Y.; Wadachi, R.; Sawada, N.; Suda, H. Guided bone regeneration (GBR) using membranes and calcium sulphate after apicectomy: Um estudo histomorfométrico comparativo. Int. Endod. J. 2002, 35, 255-263.

78. Pecora, G.; De Leonardis, D.; Ibrahim, N.; Bovi, M.; Cornelini, R. A utilização de sulfato de cálcio no tratamento cirúrgico de uma lesão perirradicular "through and through". Int. Endod. J. 2001, 34, 189-197.

79. Asgary, S.; Parirokh, M.; Eghbal, M.J.; Brink, F. Chemical Differences between White and Gray Mineral Trioxide Aggregate. J. Endod. 2005, 31, 101-103.

80. Rajasekharan, S.; Martens, L.C.; Cauwels, R.G.E.C.; Verbeeck, R.M.H. Biodentine™ material characteristics and clinical applications: Uma revisão da literatura. Eur. Arch. Paediatr. Dent. 2014, 15, 147-158.

81. Tawil, P.Z.; Duggan, D.J.; Galicia, J.C. MTA: Uma revisão clínica. Compend. Contin. Educ. 2015, 36, 247.

82. Torabinejad, M.; Hong, C.U.; McDonald, F.; Ford, T.P. Physical and chemical properties of a new root-end filling material. J. Endod. 1995, 21, 349-353.

83. Hilton, T.J.; Ferracane, J.L.; Mancl, L. Northwest Practice-based Research Collaborative in Evidence-based Dentistry (NWP). Comparação de CaOH com MTA para capeamento pulpar direto: Um ensaio clínico aleatório da PBRN. J. Dent. Res. 2013, 92 (Suppl. S7), 16S-22S.

84. Wattanapakkavong, K.; Srisuwan, T. Libertação do Fator de Crescimento Transformador Beta 1 da Dentina de Dentes Humanos após a Aplicação de ProRoot MTA ou Biodentine como Barreira Coronal. J. Endod. 2019, 45, 701-705.

85. Gandolfi, M.; Iezzi, G.; Piattelli, A.; Prati, C.; Scarano, A. Potencial osteoindutor e capacidade de ligação óssea do ProRoot MTA, MTA Plus e Biodentine em modelo intramedular de coelho: Caracterização microquímica e análise histológica. Dent. Mater. 2017, 33, e221-e238.

86. Torreira, M.G.; Santos, A.D.; Cobos, M.R.; Boquete, I.F.; Abelleira, A.C. The osteoinductive potential of mta (mineral trioxide aggregate): Um estudo histológico em coelhos. Eur. J. Anat. 2004, 8, 101-105.

87. Jacobovitz, M.; Vianna, M.E.; Pandolfelli, V.C.; Oliveira, I.R.; Rossetto, H.L.; Gomes, B.P. Obturação de canais radiculares com cimentos à base de agregados minerais: Análise in vitro da microinfiltração bacteriana. Oral Surg. Oral Med. Oral Pathol. Oral Radiol. Endodontol. 2009, 108, 140-144.

88. Arandi, N.Z.; Thabet, M. Minimal intervention in dentistry: A literature review on Biodentine as a bioactive pulp capping material. BioMed Res. Int. 2021.

89. Luo, Z.; Li, D.; Kohli, M.R.; Yu, Q.; Kim, S.; He, W.-X. Efeito do Biodentine™ na proliferação, migração e adesão de células estaminais da polpa dentária humana. J. Dent. 2014, 42, 490-497.

90. Chang, S.W.; Lee, S.Y.; Ann, H.J.; Kum, K.Y.; Kim, E.C. Efects of calcium silicate endodontic cements on biocompatibility and mineralization-inducing potentials in human dental pulp cells. J. Endod. 2014, 40, 1194-1200.

91. Grech, L.; Mallia, B.; Camilleri, J. Investigação das propriedades físicas de materiais de obturação de extremidades radiculares à base de cimento de silicato tricálcico. Dent. Mater. 2013, 29, e20-e28.

92. Cuadros-Fernández, C.; Rodríguez, A.I.L.; Sáez-Martínez, S.; García-Binimelis, J.; About, I.; Mercade, M. Short-term treatment outcome of pulpotomies in primary molars using mineral trioxide aggregate and Biodentine: Um ensaio clínico randomizado. Clin. Oral Investig. 2016, 20, 1639-1645.

93. Rajasekharan, S.; Martens, L.; Vandenbulcke, J.; Jacquet, W.; Bottenberg, P.; Cauwels, R.G.E.C. Efcacy of three diferent pulpotomy agents in primary molars-A randomised control trial. Int. Endod. J. 2016, 50, 215-228.

94. Topçuo ˘glu, G.; Topçuo ˘glu, H.S. Terapia endodôntica regenerativa numa única consulta utilizando plasma rico em plaquetas e Biodentine em dentes molares imaturos necróticos e assintomáticos: Um relato de 3 casos. J. Endod. 2016, 42, 1344-1346.

95. Parker, K.; Sharp, J. Cimentos refractários de aluminato de cálcio. Rev. Pap. 1982.

96. Pandolfelli, V.C.; Oliveira, I.R.; Rosseto, H.L.; Jacobovitz, M. Uma Composição à Base de Cimento de Aluminato para Aplicação em Endodontia e o Produto Cimentício Obtido. Registo de Patente. INPI 0704502-6, 2007.

97. Garcia, L.F.R.; Aguilar, F.G.; Sabino, M.G.; Rossetto, H.L.; Pires-De-Souza, F. Mechanical and microstructural characterisation of new calcium aluminate cement (EndoBinder). Adv. Appl. Ceram. 2011, 110, 469-475.

98. Oliveira, I.R.; Pandolfelli, V.C.; Jacobovitz, M. Propriedades químicas, físicas e mecânicas de um novo cimento endodôntico de aluminato de cálcio. Int. Endod. J. 2010, 43, 1069-1076.

99. Castro-Raucci, L.M.; Oliveira, I.R.; Teixeira, L.N.; Rosa, A.L.; Oliveira, P.T.; Jacobovitz, M. Efeitos de um novo cimento de aluminato de cálcio nos eventos iniciais da progressão de culturas de células osteogénicas. Braz. Dent. J. 2011, 22, 99-104.

100. Garcia, L.d.F.R.; Huck, C.; Scardueli, C.R.; de Souza Costa, C.A. Repair of bone defects filled with new calcium aluminate cement (EndoBinder). J. Endod. 2015, 41, 864-870.

101. Borkar, S.A.; Ataide, I. Pulpotomia com biodentina vários dias após a exposição pulpar: Quatro relatos de casos. J. Conserv. Dent. 2015, 18, 73-78.

102. Lee, H.; Shin, Y.; Kim, S.-O.; Lee, H.-S.; Choi, H.-J.; Song, J.S. Estudo comparativo das respostas pulpares à pulpotomia com ProRoot MTA, RetroMTA e +eraCal em dentes de cães. J. Endod. 2015, 41, 1317-1324.

103. Hebling, J.; Lessa, F.; Nogueira, I.; Carvalho, R.M.; Costa, C.A.D.S. Cytotoxicity of resin-based light-cured liners. Am. J. Dent. 2009, 22, 137-142. 201.

104. Jeanneau, C.; Laurent, P.; Rombouts, C.; Giraud, T.; About, I. Light-cured Tricalcium Silicate Toxicity to the Dental Pulp. J. Endod. 2017, 43, 2074-2080.

105. Bakhtiar, H.; Nekoofar, M.H.; Aminishakib, P.; Abedi, F.; Naghi Moosavi, F.; Esnaashari, E.; Azizi, A.; Esmailian, S.; Ellini, M.R.; Mesgarzadeh, V.; et al. Human Pulp Responses to Partial Pulpotomy Treatment with TheraCal as Compared with Biodentine and ProRoot MTA: A Clinical Trial. J. Endod. 2017, 43, 1786-1791.

106. Petrolo, F.; Comba, A.; Scansetti, M.; Alovisi, M.; Pasqualini, D.; Berutti, E.; Scotti, N. Efeitos do material semelhante ao MTA fotopolimerizado no capeamento pulpar direto. Dent. Mater. 2014, 30, e15.

107. Alazrag, M.A.; Abu-Seida, A.M.; El-Batouty, K.M.; El Ashry, S.H. Adaptação marginal, solubilidade e biocompatibilidade do TheraCal LC em comparação com o MTA-angelus e a biodentina como material de reparação de perfurações de furca. BMC Oral Health 2020, 20, 1-12.

108. Leal, F.; De-Deus, G.; Brandão, C.; Luna, A.; Fidel, S.R.; Souza, E.M. Comparação do selamento radicular proporcionado por cimentos reparadores biocerâmicos e MTA branco. Int. Endod. J. 2011, 44, 662-668.

109. Tuloglu, N.; Bayrak, S. Avaliação comparativa do agregado de trióxido mineral e do bioagregado como material de barreira apical em dentes imaturos e não vitais traumatizados: Um estudo clínico piloto. Níger. J. Clin. Pract. 2016, 19, 52-57.

110. Zhang, S.; Yang, X.; Fan, M. BioAggregate e iRoot BP Plus optimizam a capacidade de proliferação e mineralização das células da polpa dentária humana. Int. Endod. J. 2013, 46, 923-929.

111. Fuss, Z.; Tsesis, I.; Lin, S. Reabsorção radicular - diagnóstico, classificação e opções de tratamento com base em factores de estimulação. Dent. Traumatol. 2003, 19, 175-182.

112. Farzaneh, M.; Abitbol, S.; Friedman, S. Treatment Outcome in Endodontics: The Toronto Study. Phases I e II: Orthograde Retreatment. J. Endod. 2004, 30, 627-633.

113. Kakani, A.K.; Veeramachaneni, C. Capacidade de selagem de três materiais de reparação radicular diferentes para a reparação de perfurações de furca: Um estudo in vitro. J. Conserv. Dent. 2020, 23, 62-65.

114. Banu, K.; Swathi, M. A Comparação da Solubilidade do Material de Reparação de Raízes de Endosequence, da Massa de Assentamento Rápido e do Agregado de Trióxido Mineral: An in Vitro Study. Saudi J. Oral Dent. Res. 2019.

115. Sharma, V.; Nawal, R.R.; Augustine, J.; Urs, A.B.; Talwar, S. Evaluation of Endosequence Root Repair Material and Endocem MTA as direct pulp capping agents: Um estudo in vivo. Aust. Endod. J. 2021, 48, 251-257.

116. Hirschberg, C.S.; Patel, N.S.; Patel, L.M.; E Kadouri, D.; Hartwell, G.R. Comparação da capacidade de selamento do MTA e do EndoSequence Bioceramic Root Repair Material: Um estudo de fuga bacteriana. Quintessence Int. 2013, 44, e157-e162.

117. Hansen, S.W.; Marshall, J.G.; Sedgley, C.M. Comparação entre o material de reparação radicular intracanal EndoSequence e o ProRoot MTA para induzir alterações de pH em defeitos de reabsorção radicular simulados ao longo de 4 semanas em pares de dentes humanos. J. Endod. 2011, 37, 502-506.

118. Shanthi M, Sekhar ES, Ankireddy S. Smart materials in dentistry: Think smart! Journal of Pediatric Dentistry. 2014 Jan 1;2(1):1-4. 19.

119. McCabe JF, Yan Z, Al Naimi OT, Mahmoud G, Rolland SL. Smart materials in dentistry. Australian dental journal. 2011 Jun;56:3-10.

120. Kaur G, Pandey OP, Singh K, Homa D, Scott B, Shetty S, Manjunath MK. Biomimetic materials: A review. Int J Med Res Rev. 2015;3(9):1026-1036.

121. Hwang J, Jeong Y, Park JM, Lee KH, Hong JW, Choi J. Biomimetics: forecasting the future of science, engineering, and medicine. Revista internacional de nanomedicina. 2015;10:5701.

122. Ostby, B.N. O papel do coágulo sanguíneo na terapia endodôntica. Um estudo histológico experimental. Ata Odontol. Scand. 1961, 19, 324-353.

123. Murray, P.E.; Garcia-Godoy, F.; Hargreaves, K.M. Regenerative endodontics: Uma revisão do estado atual e um apelo à ação. J. Endod. 2007, 33, 377-390.

124. Garcia-Godoy, F.; Murray, P. Recomendações para a utilização de procedimentos endodônticos regenerativos em dentes permanentes imaturos traumatizados. Dent. Traumatol. 2012, 28, 33-41.

125. Associação Americana de Endodontistas. Considerações clínicas da AAE para um procedimento regenerativo; Associação Americana de Endodontistas: Chicago, IL, EUA, 2016

126. Torabinejad, M.; Alexander, A.; Vahdati, S.A.; Grandhi, A.; Baylink, D.; Shabahang, S. Effect of Residual Dental Pulp Tissue on Regeneration of Dentin-pulp Complex: An In Vivo Investigation. J. Endod. 2018, 44, 1796-1801.

127. Iohara, K.; Zheng, L.; Ito, M.; Ishizaka, R.; Nakamura, H.; Into, T.; Matsushita, K.; Nakashima, M. Regeneração da polpa dentária após pulpotomia através do transplante de células da população CD31-/CD146 de um dente canino. Regen Med. 2009, 4, 377-385. 41.

128. Souron, J.-B.; Petiet, A.; Decup, F.; Tran, X.V.; Lesieur, J.; Poliard, A.; Le Guludec, D.; Letourneur, D.; Chaussain, C.; Rouzet, F.; et al. Pulp Cell Tracking by Radionuclide Imaging for Dental Tissue Engineering. Tissue Eng. Parte C Métodos 2014, 20, 188-197.

129. Jia, W.; Zhao, Y.; Yang, J.; Wang, W.; Wang, X.; Ling, L.; Ge, L. A sinvastatina promove a regeneração da polpa coronal induzida por células estaminais da polpa dentária em dentes pulpotomizados. J. Endod. 2016, 42, 1049-1054.

130. Ito, T.; Kaneko, T.; Sueyama, Y.; Kaneko, R.; Okiji, T. Engenharia de tecidos da polpa dentária de molares de ratos pulpotomizados com células estaminais mesenquimais da medula óssea. Odontology 2017, 105, 392-397.

131. Nygaard-Östby, B.; Hjortdal, O. Tissue formation in the root canal following pulp removal. Eur. J. Oral Sci. 1971, 79, 333-349.

132. Kubasad, G.C.; Ghivari, S.B. Apexificação com tampão apical de MTA - relato de casos. Arch. Oral Sci. Res. 2011, 1, 104-107.

133. Thibodeau, B.; Teixeira, F.; Yamauchi, M.; Caplan, D.J.; Trope, M. Pulp Revascularization of Immature Dog Teeth with Apical Periodontitis. J. Endod. 2007, 33, 680-689.

134. Wang, X.; Thibodeau, B.; Trope, M.; Lin, L.M.; Huang, G.T.-J. Histologic Characterization of Regenerated Tissues in Canal Space after the Revitalization/Revascularization Procedure of Immature Dog Teeth with Apical Periodontitis. J. Endod. 2010, 36, 56-63.

135. Kahler, B.; Mistry, S.; Moule, A.; Ringsmuth, A.K.; Case, P.; Thomson, A.; Holcombe, T. Revascularization Outcomes: Uma Análise Prospetiva de 16 Casos Consecutivos. J. Endod. 2013, 40, 333-338.

136. Gomes-Filho, J.E.; Duarte, P.; Ervolino, E.; Bomfim, S.R.M.; Abimussi, C.; Santos, L.M.D.S.; Lodi, C.S.; Oliveira, S.; Dezan, E.; Cintra, L. Histologic Characterization of Engineered Tissues in the Canal Space of Closed-apex Teeth with Apical Periodontitis. J. Endod. 2013, 39, 1549-1556.

137. Iwaya, S.; Ikawa, M.; Kubota, M. Revascularização de um dente permanente imaturo com abcesso perirradicular após luxação. Dent. Traumat. 2011, 27, 55-58.

138. Nakashima, M.; Akamine, A. The Application of Tissue Engineering to Regeneration of Pulp and Dentin in Endodontics (Aplicação da engenharia de tecidos à regeneração da polpa e da dentina na endodontia). J. Endod. 2005, 31, 711-718.

139. Brazelton, T.R.; Blau, H.M. Optimizing Techniques for Tracking Transplanted Stem Cells In Vivo. Stem Cells 2005, 23, 1251-1265.

140. Huang, G.T.-J.; Sonoyama, W.; Chen, J.; Park, S.H. Caracterização in vitro de células da polpa dentária humana: Vários métodos de isolamento e ambientes de cultura. Cell Tissue Res. 2006, 324, 225-236.

141. Nakashima, M. Tissue Engineering in Endodontics (Engenharia de Tecidos em Endodontia). Aust. Dent. J. 2005, 31, 111-113.

142. Tabata, Y. Nanomaterials of Drug Delivery Systems for Tissue Regeneration (Nanomateriais de sistemas de administração de medicamentos para regeneração de tecidos). Methods Mol. Biol. 2005, 300, 81-100.

143. Trojani, C.; Weiss, P.; Michiels, J.-F.; Vinatier, C.; Guicheux, J.; Daculsi, G.; Gaudray, P.; Carle, G.F.; Rochet, N. Cultura tridimensional e diferenciação de células osteogénicas humanas num hidrogel de hidroxipropilmetilcelulose injetável. Biomaterials 2005, 26, 5509-5517

144. Luo, Y.; Shoichet, M.S. A photolabile hydrogel for guided three-dimensional cell growth and migration. Nat. Mater. 2004, 3, 249-253.

145. Dusseiller, M.R.; Schlaepfer, D.; Koch, M.; Kroschewski, R.; Textor, M. An inverted microcontact printing method on topographically structured polystyrene chips for arrayed micro-3-D culturing of single cells. Biomaterials 2005, 26, 5917-5925.

146. Barron, J.A.; Krizman, D.B.; Ringeisen, B.R. Laser Printing of Single Cells: Statistical Analysis, Cell Viability, and Stress. Ann. Biomed. Eng. 2005, 33, 121-130.

147. Rutherford, R.B. Transferência do gene BMP-7 para polpas dentárias inflamadas de furão. Eur. J. Oral Sci. 2001, 109, 422-424.

148. Jüllig, M.; Zhang, W.V.; Stott, N.S. Gene therapy in orthopaedic surgery: The current status. ANZ J. Surg. 2004, 74, 46-54.

149. Stolberg, S.G. Trials are halted on a gene therapy. The New York Times, 2002; p. 4.

150. Kimura, H.; Esumi, H. Reciprocal regulation between nitric oxide and vascular endothelial growth fator in angiogenesis. Ata Biochim. Pol. 2003, 50, 49-59.

151. Sun, B.; Slomberg, D.L.; Chudasama, S.L.; Lu, Y.; Schoenfisch, M.H. Nitric Oxide-Releasing Dendrimers as Antibacterial Agents. Biomacromolecules 2012, 13, 3343-3354.

152. Moon, C.-Y.; Nam, O.H.; Kim, M.; Lee, H.-S.; Kaushik, S.N.; Walma, D.A.C.; Jun, H.-W.; Cheon, K.; Choi, S.C. Effects of the nitric oxide releasing biomimetic nanomatrix gel on pulp-dentin regeneration: Estudo piloto. PLoS ONE 2018, 13, e0205534

153. Ding, R.Y.; Cheung, G.S.-P.; Chen, J.; Yin, X.; Wang, Q.Q.; Zhang, C. Pulp Revascularization of Immature Teeth with Apical Periodontitis: Um Estudo Clínico. J. Endod. 2009, 35, 745-749.

154. Hargreaves, K.M.; Giesler, T.; Henry, M.; Wang, Y. Regeneration potential of the young permanent tooth: O que é que o futuro nos reserva? Pediatr. Dent. 2008, 30, 253-260

155. Nakashima, M. Bone morphogenetic proteins in dentin regeneration for potential use in endodontic therapy. Cytokine Growth Fator Rev. 2005, 16, 369-376.

156. Zhu, W.; Zhu, X.; Huang, G.T.-J.; Cheung, G.S.P.; Dissanayaka, W.; Zhang, C. Regeneration of dental pulp tissue in immature teeth with apical periodontitis using platelet-rich plasma and dental pulp cells. Int. Endod. J. 2013, 46, 962-970.

157. Torabinejad, M.; Milan, M.; Shabahang, S.; Wright, K.R.; Faras, H. Histologic Examination of Teeth with Necrotic Pulps and Periapical Lesions Treated with 2 Scaffolds: An Animal Investigation. J. Endod. 2015, 41, 846-852.

158. Zhang, D.-D.; Chen, X.; Bao, Z.-F.; Chen, M.; Ding, Z.-J.; Zhong, M. Histologic Comparison between Platelet-rich Plasma and Blood Clot in Regenerative Endodontic Treatment: An Animal Study. J. Endod. 2014, 40, 1388-1393.

159. Kim, J.Y.; Xin, X.; Moioli, E.K.; Chung, J.; Lee, C.H.; Chen, M.; Fu, S.Y.; Koch, P.D.; Mao, J.J. Regeneration of Dental-Pulp-like Tissue by Chemotaxis-Induced Cell Homing. Tissue Eng. Parte A 2010, 16, 3023-3031.

160. Ali. Biomimetic Materials in Dentistry Research & Reviews. Journal of Material Sciences. 2017;5:1- 8.

161. Alleman D.S., Matthew A., Alleman D.S. Os Protocolos de Dentisteria Restauradora Biomimética: 2002 a 2017. Aumentar a longevidade das restaurações com a abordagem biomimética, Inside Dent. 13, (2017).

162. Brannstrom M. Dentin and Pulp in Restorative Dentistry. Londres, Reino Unido: Wolfe Medical Publications; 1982.

163. Alleman D, Magne P. Uma abordagem sistemática aos pontos finais de remoção de cáries profundas: O conceito de vedação periférica em odontologia adesiva. Quint Int. 2012;43(3):197-208.

164. Nakabayashi N, Pashley DH. Hybridization of Dental Hard Tissues [Hibridação de tecidos duros dentários]. Chicago, IL: Quintessence Publishing; 1998.

165. Roulet J-F, Degrange M. Adhesion: The Silent Revolution in Dentistry. Chicago, IL: Quintessence Publishing; 2000.

166. Bertschinger C, Paul SJ, Luthy H, Scharer P. Aplicação dupla de agentes de ligação à dentina: efeito na resistência da ligação. Am J Dent. 1996;9(3):115-119.

167. Magne P, Kim TH, Cassione D, Donovan TE. O selamento imediato da dentina melhora a resistência de união das restaurações indirectas. J Prosthet Dent. 2005;94(6):511-519.

168. Van Meerbeek B, DeMunck J, Mattar D, Van Landuyt K, Lambrechts P. Microtensile bond strengths of an etch and rinse and self-etch adhesive to enamel and dentin as a function of surface treatment. Oper Dent. 2003;28(5):647-66

169. Nikolaenko SA, Lohbauer U, Roggendorf M, Petschelt A, Dasch W, Franenberberger R. Influência do fator C e da técnica de estratificação na resistência de ligação à dentina por microtensão. Dental Mater. 2004;20(6):579-585.

170. Ida K, Inokoshi S, Kurosaki N. Interfacial gaps following ceramic inlay cementation vs. direct composites. Oper Dent. 2003;28(4):445-452. 23.

171. Dietschi D. Avaliação da adaptação marginal e interna de restaurações de classe II adesivas: Testes de fadiga in vitro [Tese de doutoramento]. Amesterdão: Centro Académico de Medicina Dentária da Universidade de Amesterdão e da Universidade de Vrije; 2003.

172. Belli S, Orucoglu H, Yildirim C, Eskitascioglu G. O efeito da colocação de fibras ou do revestimento de resina fluida na microinfiltração em restaurações adesivas de classe II. J Adhes Dent. 2007;9(2):175-181.

173. Kishen A, Vedantam. Hidrodinâmica na dentina: Role of dentinal tubules and hydrostatic pressure on mechanical stress-strain distribution (Papel dos túbulos dentinários e da pressão hidrostática na distribuição da tensão-deformação mecânica). Dental Mater. 2007;23(10):1296-1306.

174. Versluis A, Tantbirojn D, Pintado M, De Long R, Douglas WH. Residual shrinkage stress distributions in molars after composite restoration. Dental Mater. 2004;20(6):554-564.

175. Bicalho AA, Pereira RD, Zanatta RF, Franco SD, Tantbirojn D, Versluis A, Soares CJ. Técnica de obturação incremental e material compósito - parte 1: Deformação cúspide, resistência de união e propriedades físicas. Oper Dent. 2014;39(2):E71-E72.

176. Versluis A, Tantbirojn D, Pintado M, De Long R, Douglas WH. Residual shrinkage stress distributions in molars after composite restoration. Dental Mater. 2004;20(6):554-564.

177. Bicalho AA, Pereira RD, Zanatta RF, Franco SD, Tantbirojn D, Versluis A, Soares CJ. Técnica de obturação incremental e material compósito - parte 1: Deformação cúspide, resistência de união e propriedades físicas. Oper Dent. 2014;39(2):E71-E72.

178. Wilson NHF, Cowan AJ, Unterbrink G, Wilson MA, Crisp RJ. Uma avaliação clínica de compósitos de classe II colocados utilizando uma técnica de desacoplamento. J Adhesive Dent. 2000;2(4):319-329.

179. Versluis A, Tantbirojn D, Douglas WH. Os compósitos dentários encolhem sempre em direção à luz? J Dent Res. 1998; 77(6):1435-1445.

180. Irie M, Suzuki K, Watts DC. Formação de fendas marginais em material de restauração ativado por luz: efeitos da retração de presa imediata e da resistência de união. Dental Mater. 2002;18(3):203-210. 34.

181. Davidson CL, de Gee AJ. Relaxamento de tensões de contração de polimerização por fluxo em compósitos dentários. J Dent Res. 1984;63(2):146-148.

182. Feilzer AJ, De Gee AJ, Davidson CL. Tensão de presa em resina composta em relação à configuração da restauração. J Dent Res. 1987;66(11):1636-1639.

183. El-Mowafy O, El-Badrawy W, Eltanty A, Abbasi K, Habib N. Microinfiltração gengival de restaurações de resina composta de classe II com inserções de fibra. Oper Dent. 2007; 32(3):298-305.

184. Erkut S, Gulsahi K, Imirzahoglu P, Caglar A, Karbhari VM, Ozmen I. Microinfiltração em canais radiculares sobre-abertos restaurados com diferentes pinos reforçados com fibras. Oper Dent. 2008;33(1):96-105.

185. Charton C, Colon P, Pla F. Tensão de contração em resinas compostas fotopolimerizáveis: Influência do material e do modo de fotoactivação. Dental Mater. 2007;23 (8):911-920.

186. Kuroe T, Tachibana K, Tanino Y,Satoh N, Ohata N, Sano H, Inoue N, Caputo AA. Tensão de contração de procedimentos de construção de resina composta para molares sem polpa. J Adhes Dent. 2003;5(1):71-77.

187. Milicich G, Rainey JT. Apresentações clínicas da distribuição do stress nos dentes e o seu significado na dentisteria operatória. Pract Periodontics Aesthet Dent. 2000; 12(7):695-700.

188. Magne P, Belser U. Racionalização da forma e distribuição de tensões relacionadas em dentes posteriores: um estudo de elementos finitos utilizando análise de contacto não linear. Int J Periodontics Restorative Dent. 2002; 22(5):425-433.

189. Papacchini F, Dall'Oca S, Cheffi N, Goracci C, Sadek FT, Suh BI, Tay FR, Ferrari M. Resistência à microtração de compósito para compósito na reparação de uma resina híbrida micropreenchida: efeito do tratamento de superfície e da inibição de oxigénio. J Ades Dent. 2007;9(1):25-31.

190. Opdam N, Roeters JJ, Kuis R, Burgersdijk RCW. Necessidade de biséis para restaurações de compósito de classe II apenas em caixa. J Prosthet Dent. 1998;80(3):274-279.

191. Pashley D, Tay F, Yui C, Hashimoto M, Breschi L, Carvalho R, Ito S. Degradação do colagénio por enzimas derivadas do hospedeiro durante o envelhecimento. J Dent Res. 2004;83(3): 216-221.

192. De Munck J, Mine A, Poitevin A, Van Ende A, Cardoso MV, Van Landuyt KL, Peumans M, Van Meerbeek B. Revisão meta-analítica dos parâmetros envolvidos na ligação da dentina. J Dent Res. 2012;91(4):351-357.

193. Magne P, Kim TH, Cassione D, Donovan TE. O selamento imediato da dentina melhora a resistência de união das restaurações indirectas. J Prosthet Dent. 2005;94(6):511-5.

194. Krejci I, Stavridakis M. New perspectives on dentin adhesion-differing methods of bonding. Pract Periodontics Aesthet Dent. 2000;12(8):727-732.

195. Jayoosariya PR, Pereira PNR, Nikaido T, Tagami J. Eficácia de um revestimento de resina na resistência de união do cimento resinoso à dentina. J Esthet Restor Dent. 2003;15(2):105-113.

196. Belli S, Inokoshi S, Ozer F, Pereira PNR, Ogata M, Tagami J. O efeito do condicionamento adicional do esmalte e de um compósito fluido na integridade interfacial de restaurações de compósito adesivo de classe II. Oper Dent. 2001;26 (1):70-75.

197. Magne P, Spreafico R. Elevação profunda da margem: uma mudança de paradigma. Amer J of Estht Dent. 2012;2(2):86-96.

198. Frese C, Wolff D, Staehle HJ. Elevação da caixa proximal com resina composta e o dogma da largura biológica: técnica clínica R2 e revisão crítica. Oper Dent. 2014:39(1):22-31.

199. Senawongse P, Srihanon A, Muangmingsuk A, Harnirattisai C. Efeito da camada de smear layer da dentina no desempenho dos sistemas adesivos autocondicionantes: Um estudo da resistência de união à microtração. J Biomed Mater Res B Appl Biomater. 2010 Jul;94(1):212-21

200. Stavridakis MM, Krejci I, Magne P. Selamento imediato da dentina de preparações onlay: espessura do Dentin Bonding Agent pré-curado e efeito da limpeza da superfície. OPER DENT 2005 Nov-Dez;30(6):747-57.

201. Van Den Breemer CR, Özcan M, Cune MS, Ayres AA, Van Meerbeek B, Gresnigt MM. Effect of immediate dentin sealing and surface conditioning on the microtensile bond strength of resin-based composite to dentin. Oper Dent. 2019 Nov 1;44(6):E289-98.

202. Magne P, Nielsen B. Interações entre os materiais de impressão e o selamento imediato da dentina. J Prosthet Dent. 2009 Nov;102(5):298-305.

203. Ghiggi PC, Steiger AK, Marcondes ML, Mota EG, Burnett LH Júnior, Spohr AM. O selamento imediato da dentina influencia a polimerização dos materiais de impressão? Eur J Dent. 2014 Jul;8(3):366-372.

204. Bruzi, Greciana & Carvalho, Adriana & Maia, H.P. & GIANNINI, M. & Magne, Pascal. (2013). Existem combinações de liners de resina e materiais de impressão não compatíveis com a técnica IDS? Am J Esthet Dent. 2013; 3: 200-208.

205. Magne P, So WS, Cascione D. O selamento imediato da dentina suporta a colocação tardia da restauração. J Prosthet Dent. 2007 Sep;98(3):166-74.

206. Inokoshi S. Selamento temporário - proteção da polpa e da dentina utilizando compósito de baixa viscosidade. Adhes Dent 1992;10:250. Nikaido T, Koh Y, Satoh M, et al.

207. Efeito de materiais de preenchimento temporário na adesão de cimento resinoso de cura dupla a resina de baixa viscosidade. Jap J Dent Mater 1993;12:655-661.

208. Sinjari B, D'Addazio G, Xhajanka E, Caputi S, Varvara G, Traini T. Penetração de diferentes materiais de moldagem nos túbulos dentinários expostos durante o procedimento de moldagem. Materials (Basileia) 2020;13:1321.

209. Dietschi D, Magne P, Holz J. Restaurações cerâmicas coladas ao dente: Avaliação in vitro da eficiência e do modo de falha de dois adesivos modernos. Schweiz Monatsschr Zahnmed 1995;105:299-305.

210. Magne P, Douglas WH. Facetas de porcelana: Otimização da ligação à dentina e recuperação biomimética da coroa. Int J Prosthodont 1999;12:111-121.

211. Dietschi D, Herzfeld D. Avaliação in vitro da adaptação marginal e interna de restaurações de resina composta de classe II após stress térmico e oclusal. Eur J Oral Sci 1998:106:1033-1042.

212. Endo T, Osada T, Finger WJ, Hoffmann M, Kanehira M, Komatsu M. Efeito da inibição de oxigénio dos adesivos autocondicionantes na ligação polímero esmalte-dentina. J Adhes Dent 2007;9:33-38.

213. Hironaka NGL, Ubaldini ALM, Sato F, Giannini M, Terada RSS, Pascotto RC. Influência do selamento dentinário imediato e da cimentação provisória na adesão de restaurações indirectas com cimento resinoso de polimerização dupla. J Prosthet Dent 2018;119:678.e1-678.e8.

214. Reis A, Rocha de Oliveira Carrilho M, Schroeder M, Tancredo LL, Loguercio AD. A influência do tempo de armazenamento e da velocidade de corte na resistência de união à microtração. J Adhes Dent 2004;6:7-11.

215. Jayasooriya PR, Pereira PN, Nikaido T, Burrow MF, Tagami J. O efeito de um "revestimento de resina" na adaptação interfacial de inlays de compósito. Oper Dent 2003;28:28-35.

216. Hayashi K, Kawai T, Ogawa S, et al. Efeito do scanner ótico e da aplicação imediata de selante dentinário na adaptação à cavidade da restauração CAD/CAM. J Dent Res 2016; 95(SI-A):55806.

217. Rigos AE, Dandoulaki C, Kontonasaki E, Kokoti M, Papadopoulou L, Koidis P. Efeito do selamento imediato da dentina na resistência de ligação da zircónia monolítica à dentina humana. Oper Dent 2019;44:E167-E179.

218. Gresnigt MMM, Cune MS, Schuitemaker J, et al. Desempenho de facetas laminadas de cerâmica com selamento imediato da dentina: Um ensaio clínico prospetivo de 11 anos. Dent Mater 2019:35:1042-1052.

219. Van Steenberghe D, De Vries JH. A influência da anestesia local e da área da superfície oclusal nas forças desenvolvidas durante esforços máximos repetitivos de cerramento. J Periodont Res 1978;13:270-274.

220. Sanares AME, Itthagarun A, King NM, Tay FR, Pashley DH. Interação adversa da superfície entre adesivos fotopolimerizáveis de uma garrafa e compósitos quimicamente polimerizados. Dent Mater 2001;17:542-556.

221. Cox CF, Keall CL, Keall HJ, Ostro E, Bergenholtz G. Bio-compatibilidade de materiais dentários selados à superfície contra polpas expostas. J Prosthet Dent 1987;57:1-8.

222. Maruoka R, Nikaido T, Ikeda M, Ishizuka T, Foxton RM, Tagami J. Inibição da fuga coronal em dentes tratados endodonticamente utilizando a técnica de revestimento com resina. Dent Mater J 2006;25:97-103.

223. Nikaido T, Tagami J, Yatani H, et al. Conceito e aplicação clínica da técnica de revestimento de resina para restaurações indirectas. Dent Mater J 2018:30:37:192-196

224. Daneshmehr L, Matin K, Nikaido T, Tagami J. Efeitos do revestimento da superfície da dentina radicular com materiais adesivos tudo-em-um na aderência do biofilme. J Dent 2008;36:33-41.

225. Yoshiyama M, Urayama A, Kimochi T, Matsuo T, Pashley D. Comparação de ligações adesivas convencionais e auto-condicionantes à dentina afetada por cáries. Oper Dent 2000;25:163-169.

226. Boston DW, Sauble JE. Avaliação da fluorescência a laser para diferenciar dentina com corante de cárie e dentina sem corante de cárie em lesões cariosas. Am J Dent 2005;18:351-354.

227. Krause F, Braun A, Eberhard J, Jepsen S. Medições de fluorescência laser comparadas com a resistência eléctrica da dentina residual em escavações in vivo. Caries Res 2007;41:135-140.

228. Nakajima M, Ogata M, Okuda M, Tagami J, Snao H, Pashley DH. Colagem à dentina afetada por cáries utilizando primários autocondicionantes. Am J Dent 1999;12:309-314.

229. Akimoto N, Yokoyama G, Ohmori K, Suzuki S, Kohno A, Cox C. Remineralização através da interface resina-dentina: Avaliação in vivo com medições de nanoindentação, EDS e SEM. Quintessence Int 2001;32:561-570.

230. Buchalla W, Attin T, Niedmann Y, Niedman PD, Lennon AM. As porfirinas são a causa da fluorescência vermelha da dentina cariada: Verificado por HPLC de fase reversa com gradiente. Caries Res 2008;42:223.

231. Pugach MK, Strother J, Darling CL, et al. Zonas de cárie da dentina: Mineral, estrutura e propriedades. J Dent Res 2009;88:71-76.

232. Zanchi CH, Lund RG, Perrone LR, et al. Resistência de união à microtensão de sistemas adesivos de dois passos etch-and-rinse em dentina sã e artificial afetada por cáries. Am J Dent 2010; 23:152-156.

233. Pashley DH, Tay FR, Yiu C, et al. Degradação do colagénio por enzimas derivadas do hospedeiro durante o envelhecimento. J Dent Res 2004;83:216-221.

234. Hebling J, Pashley DH, Tjaderhane L, Tay FR. A clorexidina impede a degradação subclínica de camadas híbridas de dentina in vivo. J Dent Res 2005;84: 741-746 [2006;85:34].

235. Breschi L, Mazzoni A, Nato F, et al. A clohexidina estabiliza a interface adesiva: Um estudo in vitro de 2 anos. Dent Mater 2010;26:320-325.

236. Nakajima M, Sano H, Zheng L, Tagami J, Pashley DH. Efeito da ligação húmida vs seca à dentina normal vs afetada por cáries com Scotchbond Multi-Purpose Plus. J Dent Res 1999;78:1298-1303.

237. Nikaido T, Kunzelmann K-H, Chen H, et al. Avaliação da ciclagem térmica e da carga mecânica na resistência de união de um sistema de primário autocondicionante à dentina. Dent Mater 2002;18:269-275.

238. Dietschi D, Monasevic M, Krejci I, Davidson C. Adaptação marginal e interna de restaurações de Classe II após colocação imediata ou retardada de compósito. J Dent 2002;30:259-269.

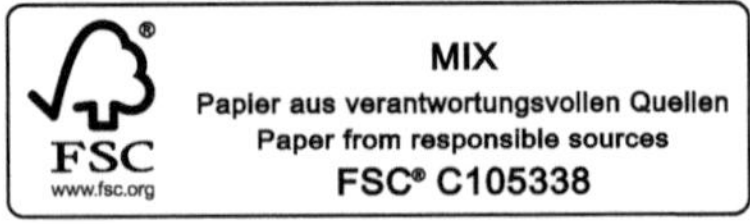

Printed by Books on Demand GmbH, Norderstedt / Germany